Military Diet

Der neueste Trend für schnellen Abnehmerfolg

Lena Berger

1. Auflage 2017

ISBN-13: 978-1976226212

Für Fragen und Anregungen wenden Sie sich bitte an:

lenaberger.lc@yahoo.com

Inhaltsverzeichnis

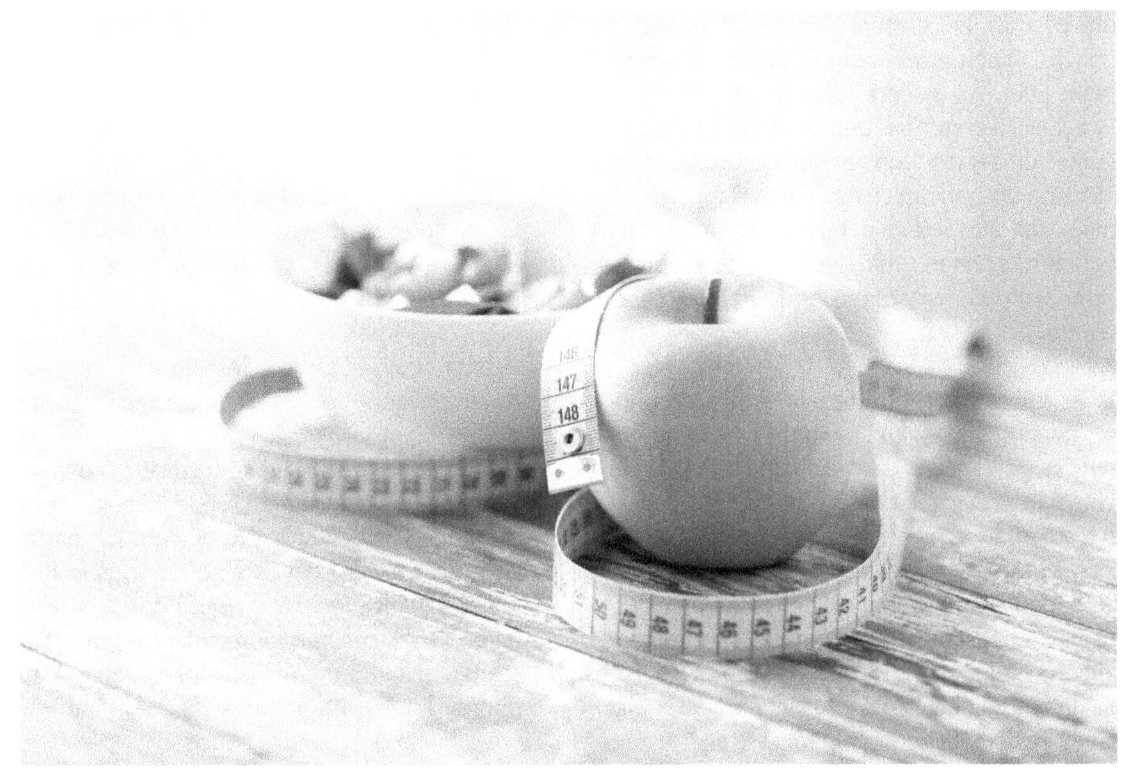

WILLKOMMEN

Ich heiße Sie herzlich willkommen zu diesem Buch, in welchem ich Ihnen eine neue und sehr effektive Diät vorstellen möchte. Ich gratuliere Ihnen hier schon zum Kauf dieses Buches, denn damit haben Sie den ersten Schritt getan, Ihr Leben aktiv in die Hand zu nehmen und den überschüssigen Pfunden den Kampf anzusagen. Dies ist selbstverständlich kein einfaches Vorhaben, eine Veränderung des Lebensstils und der Essgewohnheiten sind für den menschlichen Körper eine große Herausforderung und auch der Kopf spielt uns hierbei oft einen Streich und legt uns nur unnötig Steine in den Weg.

Ich werde mich im ersten Kapitel deshalb mit der Frage auseinandersetzen, in wie fern diese Diät unser gesamtes Leben auf den Kopf stellen und verändern kann. Anschließend werde ich Ihnen ihr Erfolgsprinzip vorstellen, auf Ihre Ursprünge eingehen und Ihren Ansatz erklären. In diesem Buch geht es nicht darum, Ihnen von einer bestimmten Diät zu erzählen, Sie zu begeistern und dann alleine zu lassen. Ich habe es mir mit diesem Werk zur Aufgabe gemacht, Ihnen einen vollständigen Ratgeber an die Hand zu geben, mit dessen Hilfe Sie diese Diät verstehen und auch längerfristig optimal umsetzen können. In den folgenden Kapiteln warten deshalb viele Tipps und Tricks auf Sie, wie Sie Ihre Diät im Alltag umsetzen können, mit welchen Schwierigkeiten Sie rechnen sollten und wie Sie diese umgehen.

Mir ist selbst während unzähligen Diäten und aus den Erzählungen meiner Freundinnen bewusst geworden, dass die meisten Diäten nicht an mangelnder Motivation oder Begeisterung scheitern. Die Schwierigkeit liegt viel mehr darin, die abstrakten Ideen im Alltag dann in die Praxis umzusetzen. Mit diesem Buch möchte ich deshalb einen wahren Meilenstein in Ihrem Leben legen und Ihnen endlich dazu verhelfen, dass Ihr Diätvorhaben ein wahrer Erfolg wird.

Ich freue mich auf die gemeinsame Reise, wenn diese auch sicherlich von Höhen und Tiefen geprägt sein wird. Doch erinnern Sie sich daran: Eine Veränderung ist niemals einfach, sonst würden weit aus mehr Menschen es schaffen, Ihr Wunschgewicht zu erreichen und zu halten. Gerade die Rückfälle und Tiefen sind es jedoch, die den Erfolg spürbar machen und dazu führen, dass Sie im Anschluss so richtig stolz auf sich selbst sein werden.

Lassen Sie sich deshalb nicht von Rückschlägen oder Misserfolgen runterziehen, sondern halten Sie mit Hilfe von Motivation und Disziplin an Ihrem Vorhaben fest. Ich bin sehr glücklich darüber, Sie auf diesem Weg begleiten zu dürfen. Ich bin mir sicher, es erwartet uns eine spannende Reise voller Abenteuer. Und es ist mir eine Ehre, Ihnen mit meinen Ratschlägen zur Seite stehen zu können und Ihren Sieg dabei mitzuerleben. Nun wünsche ich Ihnen viel Spaß beim Lesen des Buches und bei der Umsetzung Ihres Vorhabens!

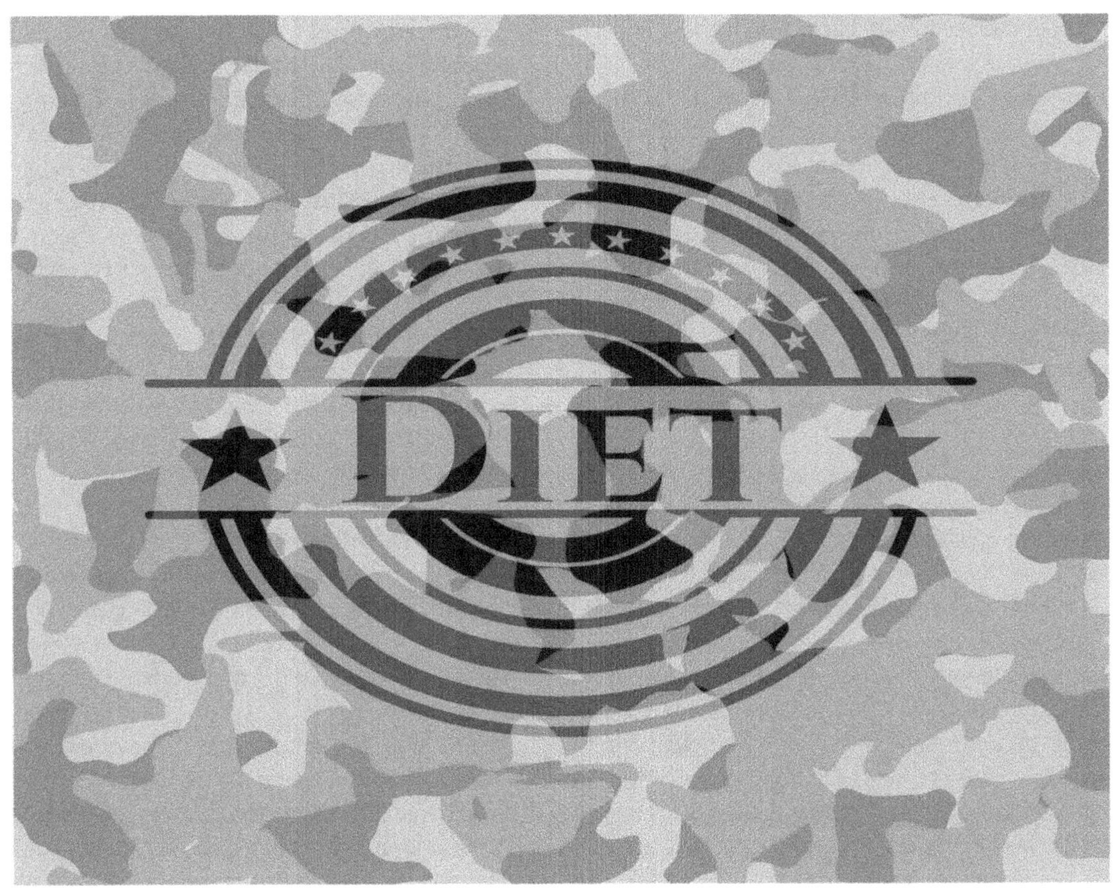

MEIN WEG ZUR MILITARY DIET

Bevor ich mit der Diät an sich starte, Ihren Vorzügen und Ihren Ansätzen, möchte ich in diesem Kapitel näher auf folgendes eingehen: Es ist die Art und Weise, wie eine Diät unser gesamtes Leben umkrempeln und langfristig verändern kann. Ich hätte dies vorher nicht für möglich gehalten, nachdem es mir jedoch selbst widerfahren ist, sehe ich dieses Thema nun mit ganz anderen Augen.

Vor einiger Zeit fühlte ich mich unzufrieden. Ich hatte über die Jahre hinweg stetig ein paar Kilo zugenommen und nach der Geburt meines Sohnes fand ich es sehr schwer, in meine vorherige Routine zurückzufinden, mich gesund zu ernähren und regelmäßig Sport zu treiben. Auch wenn ich nicht stark übergewichtig war und meine Gewichtszunahme keine eindeutigen Auswirkungen auf meine Gesundheit hatte - ich entschied, ich müsse eine Diät machen. Mein eigentliches Vorhaben war es dabei lediglich, ein paar Tage gesund zu essen und dadurch ein paar Kilos zu verlieren. Ich hatte jedoch das Ausmaß der Wirkung auf mein alltägliches Leben, meine Einstellung und meine Gewohnheiten gänzlich unterschätzt. Als ich mich näher mit diesem Thema beschäftigte stellte ich fest, dass es den meisten Frauen und selbstverständlich auch Männern so geht, wenn sie mit einer Diät beginnen.

Wenn auch Sie sich in Ihrem Körper unwohl fühlen und eine Gewichtsabnahme anstreben, dann kann ich Ihnen folgende Dinge mit auf den Weg geben: Alles beginnt mit dem prüfenden Blick in den Spiegel, dem Schreck, wenn man beim Shoppen nicht mehr in die gewohnte Größe passt, dem Betrachten älterer Fotos, auf welchen Sie deutlich schlanker waren etc. Es gibt so viele Momente und Möglichkeiten, wie Sie sich der Tatsache bewusst werden können und jede Geschichte, jedes Leben ist anders. Doch eines haben alle gemeinsam: einen Moment, in welchem Sie sich der Tatsache bewusst werden, dass es so nicht weitergehen kann, dass sich etwas ändern muss.

Nun beginnt die Suche, welche ist die passende Diät? Achte ich mehr auf Ernährung oder treibe ich ab jetzt sechs Mal in der Woche Sport? Es gibt so viele verschiedene Ansätze und Diäten, dass Sie hier schnell den Überblick verlieren können.

Wenn Sie sich dann auf eine festgelegt haben, sei es mit Hilfe Ihres Arztes oder auf Anraten einer Freundin, dann beginnt die

Reise. Und nun geschieht etwas sehr erstaunliches. Sie sind bei dem Beginn Ihrer Diät davon ausgegangen, dass Essen sei schuld an Ihrem Unwohlsein. Es sorgt dafür, dass Sie sich nicht mehr im Bikini ins Freibad trauen und dass Sie Ihre Kleidung eine Nummer größer kaufen müssen. Essen ist der Auslöser dafür, dass Sie sich weniger schön fühlen. Doch nun beginnen Sie diese Diät und stellen Ihre Essgewohnheiten um. Sie werden merken, es verändert sich zuerst einmal nichts, außer dass Essen von nun an auch noch schuld daran ist, dass es Ihnen nicht mehr schmeckt. Denken Sie, Sie werden mit diesem Denkansatz Ihr Leben verändern und sich nach Ablauf der Diät durch den Verlust einiger Kilos erneuert und rundum glücklich fühlen? Sicherlich nicht!

Im Zusammenhang mit einer Diät ist besonders Ihre Psyche von großer Bedeutung. Sie macht den entscheidenden Unterschied zwischen Erfolg und Misserfolg. Durch die Diät werden oft die eigentlichen Probleme aufgedeckt, welche Sie zu einer ungesunden und unausgewogenen Ernährung treiben. Eine Diät und die damit einhergehende Umstellung der Ernährung krempelt deshalb Ihr gesamtes Leben um. Dies ist der Grund, weshalb ich bereits mehrmals von einer Reise sprach. Es handelt sich um eine Reise, welche nicht immer einfach ist. Denn grundsätzlich lässt sich sagen: Wenn Sie ungesunde Essgewohnheiten entwickelt haben, dann weil Sie sich nicht im Gleichgewicht befinden. Die unausgewogene Ernährung ist somit nur das Resultat des tatsächlichen Problems. Dies macht eine Diät so lehrreich, aufregend und gleichzeitig nervenaufreibend. Sicherlich können Sie die Anweisungen der jeweiligen Diät befolgen, die angegebenen Tage durchhalten und dadurch etwas Gewicht verlieren. Doch wenn Sie Ihre Diät abgeschlossen haben, wartet der Alltag wieder auf Sie und die eigentlichen Probleme gewinnen die Oberhand.

Ich kann Ihnen deshalb aus eigener Erfahrung dazu raten, zeitgleich mit einer Diät auch eine nähere Analyse Ihrer Psyche, Ihrer Ängste und Bedürfnisse durchzuführen. Dies hat mehrere Vorteile. Zum einen decken Sie dadurch die Ursachen für Ihre Gewichtszunahme auf. Sie werden sich bewusst, was zu Ihrer ungesunden Ernährung geführt hat. Und nur wenn Sie das eigentliche Problem erkannt haben, können Sie es auch bekämpfen. Zum anderen bleiben Sie auf diese Weise sozusagen on track. Sie machen täglich neue Entdeckungen, welche Sie daran erinnern, weshalb Sie diese Diät angefangen haben, welches Ihr Ziel ist und wie Sie dies schlussendlich auch erreichen werden.

Ein Problem, welches oft während einer Diät auftritt, ist der Verlust der anfänglichen Motivation. Eine Diät ist deshalb nicht nur eine Motivationssache, sondern zu einem großen Teil eine Disziplinsache. Es ist nicht besonders schwer, sich für eine gewisse Diät zu begeistern. Auch Pläne können aufgestellt werden, wie Sie diese Diät umsetzen möchten. Doch das Ziel werden Sie nur erreichen, wenn Sie tagtäglich an Ihren Essgewohnheiten arbeiten, auch neben dem Beruf und dem Haushalt nicht schwach werden und die kleinen Schritte zum Erfolg beständig gehen. Das dies nicht einfach ist, dessen bin ich mir durchaus bewusst. Ich selbst habe einen täglichen Kampf mit mir, wenn es um gesunde Ernährung und ausreichend Bewegung geht (zugegeben, fettiges und süßes Essen ist manchmal so viel verführerischer). Doch ich merke, wie viel ausgeglichener ich mich mit einer ausgewogenen Ernährung fühle und wie ich meinem inneren Gleichgewicht täglich ein kleines Stück näher komme.

Ich hoffe, auch auf Sie hat die Diät einen weitaus größeren Einfluss als lediglich den Verlust einiger Kilos. Ich hoffe, Sie finden auf dieser Reise zu sich selbst und stellen fest, welche Bedürfnisse Sie in Ihrem Alltag haben, um ein glücklicheres Leben zu führen. Denken Sie dabei immer daran: Es wird nicht einfach sein, Probleme aufzudecken und es wird Ihnen nicht leicht fallen, diese Probleme zu bekämpfen. Doch wenn Sie Ihr Ziel nicht aus den Augen verlieren, dann wissen Sie, wofür Sie kämpfen. Und aus dieser Schlacht, so schwer sie auch sein mag, werden Sie als Siegerin hervorgehen.

Ein weiterer sehr wichtiger Tipp ist, verzeihen Sie sich selbst Ihre Fehler und Schwachstellen. Es kann sein, dass Sie auch während einer kurzen Diät schwach werden und Ihrer Lieblingssüßigkeit nicht widerstehen können. Sicherlich werden Sie sich darüber ärgern, Sie werden sich schlecht fühlen und das Gefühl haben, sie hätten versagt. Versuchen Sie jedoch, nicht zu hart mit sich selbst ins Gericht zu ziehen. Stattdessen müssen Sie sich Ihre Fehler verzeihen, aus ihnen lernen und versuchen, sie nicht wieder zu begehen. Betrachten Sie hierfür jeden Tag separat, beginnen Sie jeden Tag auf ein Neues. Lernen Sie aus den Fehlern des Vortages und zehren Sie von den Erfolgen. Erleben Sie jeden Tag aufs Neue, dann werden Sie sowohl in Ihrer Diät, als auch in Ihrem gesamten Alltag deutliche Fortschritte feiern können.

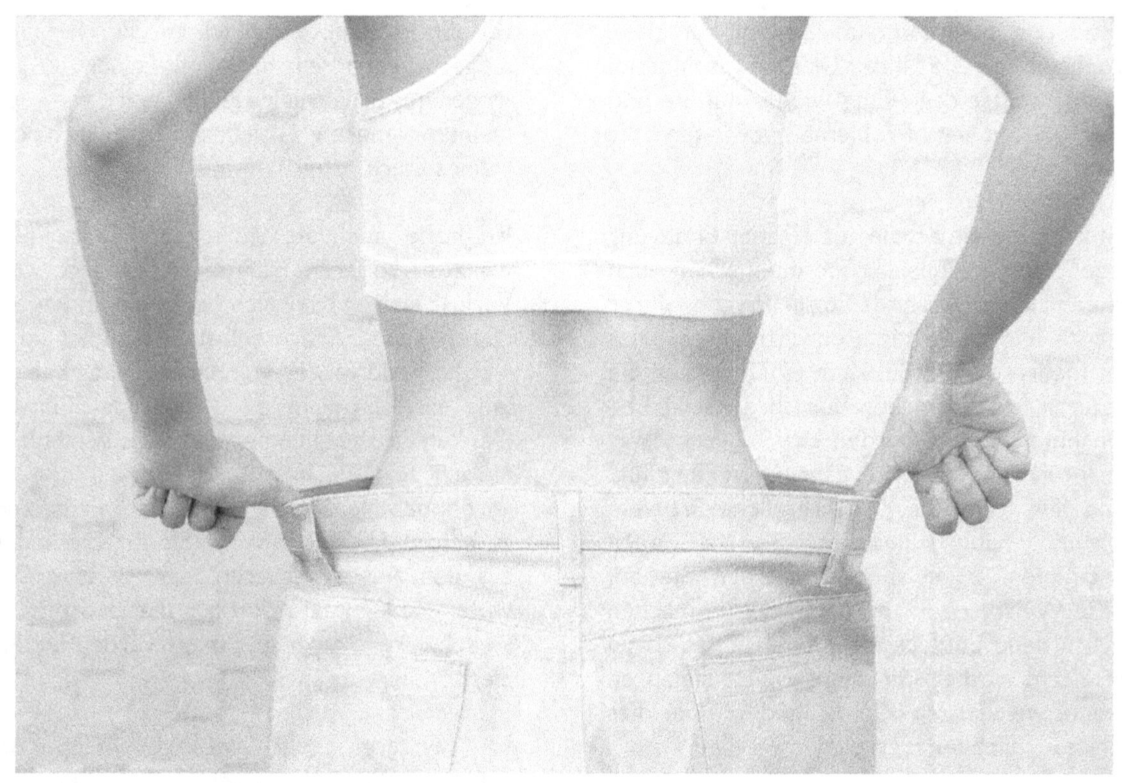

DAS ERFOLGSPRINZIP

Bei der sogenannten Military Diet handelt sich um eine Trend-Diät, welche besonders in den USA viele Anhänger gefunden hat. Die Diät verspricht eine starke Gewichtsabnahme in nur sehr kurzer Zeit und gehört somit der Gruppe der Crash-Diäten an. Grundsätzlich lässt sich über diese Art von Diäten sagen, dass sie auf Grund ihrer strikten Anweisungen zwar ein gehöriges Maß an Disziplin benötigen, jedoch sehr kurz sind und dabei einen hohen Gewichtsverlust versprechen. Auch die Militär-Diät weicht in diesen Angaben nicht von ihren Artgenossen ab.

Einen wissenschaftlichen Ursprung hat diese Crash-Diät nicht. Es handelt sich vielmehr um einen Trend, welcher durch die hohe Anzahl an Anhängern und Verfechtern sehr schnell in vielen Ländern bekannt geworden ist. Das Prinzip dieser Diät beruht auf unterbrochenem Fasten. Die gesamte Diät geht insgesamt über sieben Tage, wobei für die ersten drei Tage ein fester Ernährungsplan vorgeschrieben ist. Für die verbleibenden vier Tage habe ich für Sie im Kapitel „30 Rezepte für schnellen Abnehmerfolg" abwechslungsreiche und gesunde Gerichte zusammengestellt, aus welchen Sie Ihre ganz persönlichen Favoriten auswählen können. Aus einigen Quellen geht hervor, dass der Ernährungsplan lediglich über die drei ersten Tage eingehalten werden muss und anschließend wie vor der Diät gegessen werden kann. Für einen schnelleren Diäterfolg empfehle ich Ihnen jedoch, die Rezepte aus diesem Buch während den verbleibenden Tagen auch zu gebrauchen und weiterhin eine Diät beizubehalten. Da es sich um eine Crash-Diät handelt, ist die Dauer der Diät recht kurz. Das Ziel ist hierbei nicht eine Ernährungsumstellung, sondern ein schneller Abnehmerfolg. Sie müssen jedoch bedenken, dass Sie nach dieser Diät eine umfassende Änderung Ihrer Essgewohnheiten in Betracht ziehen sollten. Nur so kann gewährleistet werden, dass Sie nicht dem berühmt-berüchtigten Yoyo-Effekt verfallen. Diese Diät sollte darüber hinaus nicht länger als eine Woche am Stück durchgeführt werden, da sie auf Dauer den Körper nicht mit ausreichend Nährstoffen versorgt.

Bedenken Sie hierbei auch, dass eine solche Diät eine starke Veränderung für Ihren Körper bedeutet. Sie sollten deshalb im Voraus mit Ihrem Arzt besprechen, ob diese Diät für Ihren Körper geeignet ist und Sie aus gesundheitlicher Sicht kein Risiko eingehen. Wenn Sie diese Bereiche gründlich untersucht haben, dann können Sie mit der Diät und Ihrem persönlichen Abnehmerfolg beginnen.

Ein Vorteil ist hier auf jeden Fall, dass die Diät wie gesagt nur eine kurze Dauer aufweist. Sie ist deshalb besonders dann optimal geeignet, wenn Sie für einen bestimmten Anlass innerhalb kurzer Zeit einige Kilos abnehmen möchten. Die kurze Dauer hat ebenfalls den Vorteil, dass Sie sich nicht wochenlang mit strikten Essenplänen herumschlagen müssen. Denn je länger eine Diät anhält, umso mehr steigt das Risiko, nicht standhalten zu können und den Sünden im Nachhinein zu erliegen. Motivation und Disziplin sind das A und O für den Erfolg einer Diät. Je kürzer diese ist, desto erfolgversprechender ist auch das Ergebnis. Diese Diät eignet sich perfekt als Einstieg in einen langanhaltenden Ernährungswandel. Sie können mit Hilfe dieser Diät schnelle Erfolge verbuchen, welche Ihnen Motivation für eine andauernde Veränderung in Ihren Essgewohnheiten verleiht. Sie werden auf diese Weise mit einem wahren Erfolgserlebnis in Ihr neues Leben starten.

Ein weiterer Vorteil ist dabei auch der Kostenpunkt dieser Diät. Sämtliche Nahrungsmittel können in jedem normalen Supermarkt gekauft werden. Es handelt sich somit um eine Diät mit alltäglichen Lebensmitteln. Sie müssen weder ausgefallene Nahrungsmittel kaufen, noch große Summen für bestimmte Diätprodukte ausgeben. Die Diät ist somit für jede Person leicht umsetzbar und bedarf keiner großen Vorbereitung.

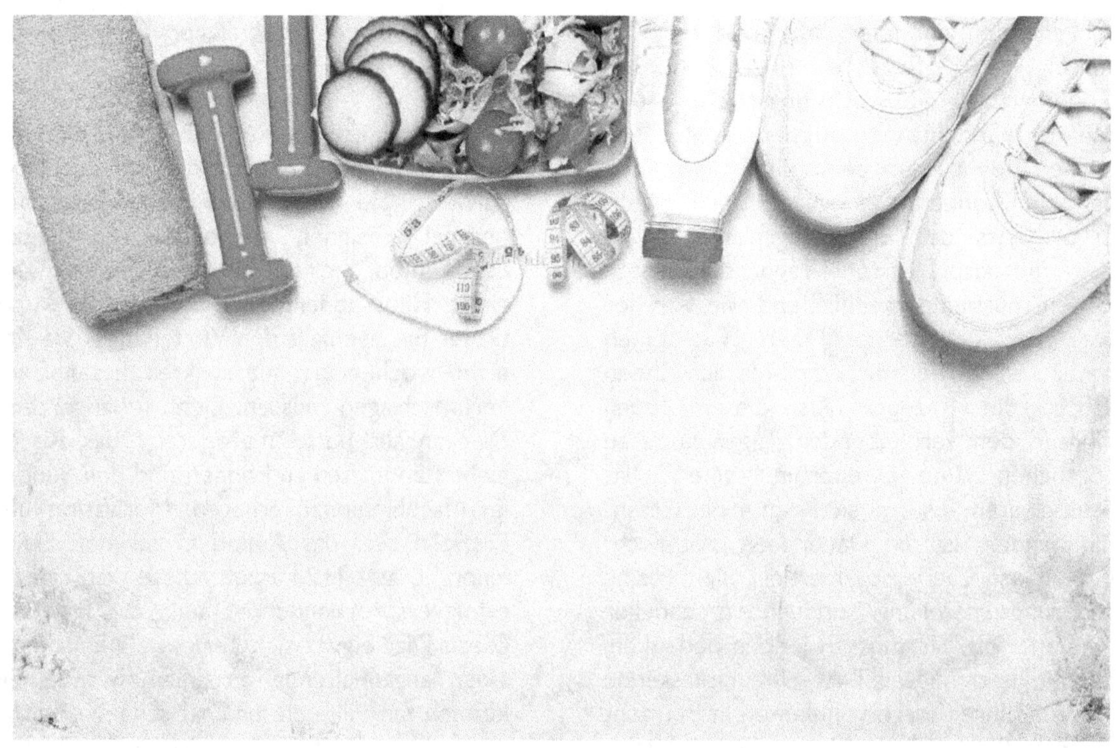

SPORT WÄHREND UND DANACH

Da es sich um eine besonders während der ersten Tage um eine sehr strikte Diät mit klaren Vorgaben handelt, müssen Sie bei Ihrem Sportprogramm einiges bedenken. Sie sollten sich auf jeden Fall viel bewegen und auch Sport treiben, müssen dabei jedoch stets auf Ihren Körper und Ihre Bedürfnisse achten. Die Diät sieht folgendermaßen aus: In den ersten drei Tagen werden Sie nur eine sehr geringe Menge an Kalorien zu sich nehmen. Ihr Körper wird somit mit sehr wenig Energie versorgt und verbrennt die Fettreserven. Sport und Bewegung sind deshalb im Grunde genommen richtig. Sie

sollten jedoch mit Vorsicht beginnen und kein allzu beanspruchendes Sportprogramm für diese Tage wählen. Sie werden sich in manchen Momenten kraftlos fühlen. Es bietet sich deshalb Ausdauersport an. Sie können langsam joggen, walken oder aber auch spazieren gehen. Jede Form von Bewegung bringt Ihren Kreislauf in Schwung und sorgt für die Verbrennung von Kalorien. Achten Sie jedoch darauf, dass Ihnen nicht schwindelig wird oder Sie gar mit Übelkeit kämpfen müssen. In diesem Fall sollten Sie Ihren Arzt aufsuchen und ihm Ihre

Beschwerden schildern. Es kann sein, dass Sie Ihren Körper zu sehr beansprucht haben.

An den verbleibenden vier Tagen können Sie Ihr Sportprogramm etwas ausweiten. Sie nehmen wieder eine größere Anzahl an Kalorien zu sich und werden sich deshalb in der Lage fühlen, deutlich mehr körperliche Anstrengung ausüben zu können. Seien Sie jedoch vorsichtig und übertreiben Sie es nicht. Auch hier können Sie auf Ausdauersport zurückgreifen und diesen mit kleinen Einheiten aufbereiten. Sportarten wie Seilspringen, Sprinten, Reiten, Schwimmen, Rudern, usw. eignen sich dafür wirklich ausgezeichnet.

Wenn Sie sich dazu entscheiden, nach der Diät Ihren gesamten Lebensstil umzukrempeln, können Sie sich bereits damit beschäftigen, den für Sie richtigen Sport herauszufinden. Es gibt zwei verschiedene Arten von Menschen. Solche, denen Sport mit in die Wiege gelegt wurde und die sich den ganzen Tag über bewegen. Und es gibt solche, die sich zum Sportmachen überwinden müssen. Für den langanhaltenden Erfolg ist es sehr wichtig, die passende Sportart zu finden. Manche Menschen gehen sehr gerne ins Fitnessstudio, sie fühlen sich durch die Anwesenheit Anderer zu besseren Leistungen angespornt und genießen den sozialen Kontakt zwischen Sportlern. Andere hingegen sehen den Sinn des Sports im Formen von Mannschaften, gehen gerne in einen Verein und lieben Sportarten, welche

ein Team erfordern. Und wieder andere bewegen sich am liebsten in freier Natur.

Das Tolle am Sport ist, dass es eine solche Vielfalt an verschiedensten Arten gibt, dass auch Sie sicherlich das Richtige finden werden. Auch wenn Sie vielleicht kein Naturtalent sind und Sie sich vor jeder Sporteinheit etwas überwinden müssen, das Ausüben an sich sollte Ihnen Freude bereiten. Nur so können Sie es schaffen, sich an ein regelmäßiges Sporttreiben zu gewöhnen und dieses fest in Ihrem Alltag zu integrieren. Wenn Ihnen die von Ihnen gewählte Sportart hingegen keinen Spaß bereitet, dann werden Sie keine Erfolge verbuchen können. Denn selbst wenn Sie mit Disziplin regelmäßig die Bewegung und den Sport suchen, nur wenn Sie Spaß haben, werden Sie sich in Ihrem Alltag einen Ausgleich schaffen können. Ist dem nicht so, dann werden Sie keine Freude haben, auch ein Gewichtsverlust wird Sie nicht zufrieden stimmen und Sie werden mit sich selbst und Ihrem Umfeld unzufrieden sein.

Nehmen Sie sich deshalb ausreichend Zeit, um die für Sie perfekte Sportart zu erkennen und auch den richtigen Ort. Wenn Sie sich beispielsweise in einem bestimmten Fitnessstudio nicht wohlfühlen, dann probieren Sie unbedingt andere aus, bis Sie den optimalen Ort gefunden haben. Mit ein wenig Motivation, Disziplin und Ausdauer werden Sie so auch im Bereich Sport deutliche Erfolge feiern können.

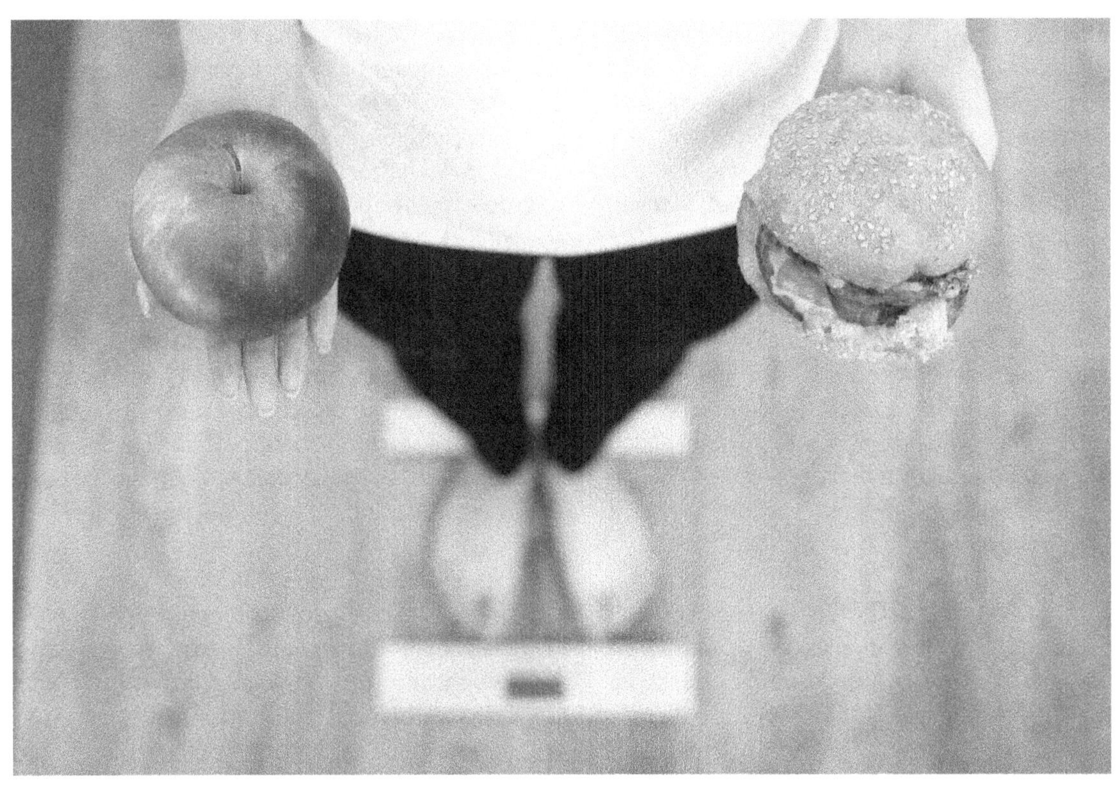

GUTE UND SCHLECHTE LEBENSMITTEL

In diesem Kapitel wird es, nachdem wir eingehend das Thema der Bewegung und des Sports während und nach der Diät besprochen haben, um die guten und schlechten Nahrungsmittel gehen. Wie bei jeder Diät gibt es auch bei dieser Nahrungsmittel, welche Ihnen besonders zu einem schnellen Gewichtsverlust verhelfen. Darüber hinaus ist eine ausgewogene Ernährung sehr wichtig, um den Körper mit ausreichend Nährstoffen und Vitaminen zu versorgen. Ich habe Ihnen deshalb in diesem Kapitel eine detaillierte Liste zusammengestellt mit den Lebensmitteln, welche Sie während Ihrer Diät und auch danach nicht missen sollten.

• **Gemüse**: Gemüse ist reich an Vitaminen, Ballaststoffen und Wasser. Die Vitamine sorgen dafür, dass Ihr Körper auch während Ihrer Diät mit ausreichenden Nährstoffen versorgt wird. Wasser und Ballaststoffe hingegen sind gut für Ihre Verdauung, versorgen Ihren Körper mit ausreichend Feuchtigkeit und vermeiden das Gefühl von Hunger über einen langen Zeitraum hinweg.

• **Nüsse**: Nüsse sind reich an gesunden Fetten und enthalten darüber hinaus für den Körper wichtige Nährstoffe und Vitamine. Sie sind außerdem ein sehr guter Energielieferant, wenn Sie sich während Ihrer Diät einmal energielos fühlen. In angemessenen Mengen eignen Sie sich deshalb perfekt als Snack.

• **Olivenöl**: Olivenöl eignet sich besonders für die Zubereitung von Salaten und beim Braten von Fisch und Fleisch. Es ist reich an Omega-9 Fettsäuren, welche Entzündungshemmend wirken. Besonders kalt gepresstes Olivenöl ist um einiges gesünder als Raps- oder Sonnenblumenöl.

• **Früchte**: Früchte sind reich an Vitaminen und Antioxidantien. Sie werden Ihnen während einer Diät besonders als Snack und Energiebooster zur Hilfe stehen. Achten Sie darauf, dass Sie nicht zu viele süße Früchte verzehren. Obst und Früchte mit hohem Wassergehalt eignen sich hingegen hervorragend. Dazu gehören besonders Wassermelonen und die Ananas.

• **Fisch**: Fisch ist eine ausgezeichnete Quelle für Omega-3 Fettsäuren und Eisen. Achten Sie darauf, Meeresfisch zu verzehren. Fisch aus Fischfarmen hingegen ist meist auf Grund von schlechter Haltung und Ernährung nicht mehr vorteilhaft für den Verzehr durch den Menschen.

• **Kräuter**: Kräutern wird nicht nur eine heilende Wirkung nachgesagt, sie machen Ihre Gerichte auf Grund ihres einzigartigen Aromas auch um einiges schmackhafter. Scheuen Sie deshalb nicht vor dem ausgiebigen Gebrauch von Kräutern zurück.

• **Bienenpollen**: Bienenpollen ist reich an Vitaminen und stärkt darüber hinaus Ihr Immunsystem. Es senkt außerdem den Cholesterinspiegel und kann deshalb nicht nur während einer Diät zum Einsatz kommen sondern sollte vielmehr zu einem festen Bestandteil Ihrer Küche werden.

Besonders in den ersten drei Tagen der Diät müssen Sie einen strengen Plan einhalten, welcher nur aus einigen wenigen Lebensmitteln besteht. Es kann jedoch selbstverständlich sein, dass Sie gegen einige Lebensmittel allergisch reagieren oder diese aus einem anderen Grund nicht verzehren möchten. Für diesen Fall habe ich Ihnen ausreichende Alternativen zusammengesucht, damit Sie auch bei Allergien und sonstigem problemlos diese Diät durchführen können.

• **Eier**: Sie verzehren bei dieser Diät besonders in den ersten drei Tagen täglich jeweils mindestens ein Ei. Es kann jedoch vorkommen, dass Sie sich unwohl dabei fühlen oder Ihr Körper negativ auf diesen Konsum reagiert. In diesem Fall können Sie die Eier auch durch jeweils ¼ Tasse Nüsse, 2 Scheiben Schinkenspeck oder 1 Glas Milch ersetzen. Diese verfügen über eine ähnliche Anzahl an Kalorien und haben somit den gleichen Effekt auf Ihre Gewichtabnahme.

• **Thunfisch**: Thunfisch ist ein fester Bestandteil der Diät. Wenn Sie diesen aus bestimmten Gründen nicht verzehren möchten, so können Sie stattdessen auf körnigen Frischkäse, Hähnchenbrust, Tofu oder Mandeln ausweichen.

• **Salzige Kekse**: In der Diät tauchen neben Toastbrot auch salzige Cracker auf. Diese können Sie problemlos durch Reiscracker ersetzen lassen.

• **Würstchen**: Wenn Sie sich vegetarisch ernähren oder aus einem anderen Grund keine Würstchen verzehren möchten, können Sie selbstverständlich auch Soja- oder Tofuwürstchen verwenden.

• **Brot**: Das Brot aus dem Essensplan können Sie durch Reiscracker, Leinsamen, Sonnenblumensamen, ungesüßtes Müsli oder etwas Joghurt ersetzen. Auch Weizentortilla können Sie verwenden.

• **Banane**: Der Essenplan sieht einige Rationen Banane vor. Wenn Sie diese durch eine andere Frucht ersetzen möchten, so können Sie dies mit Trauben, Aprikose, Kiwi oder Papaya tun.

• **Erdnussbutter**: In dieser Diät verzehren Sie besonders in den ersten drei Tagen mehrere Portionen Erdnussbutter. Wenn Sie jedoch allergisch reagieren, so können Sie stattdessen Kürbisbutter, Mandelbutter, Sonnenblumenkerne oder Hummus verwenden.

• **Möhren**: Wenn Sie nicht täglich Möhre essen möchten, können Sie stattdessen auf Sellerie, Paprika oder Kürbis ausweichen.

• **Vanille-Eiscreme**: Die Diät sieht Vanille Eiscreme vor, Sie können jedoch auch fettarmen Joghurt, Soja Eis oder Mandelmilch verwenden. Gefrieren Sie letztere für zwei Stunden vor dem Verzehr, um eine ähnliche Konsistenz zu erreichen.

An dieser Stelle möchte ich Ihnen noch ausführlicher darüber berichten, welche Lebensmittel während dieser Diät auch kontraproduktiv und somit nicht angebracht sind. Da es sich um eine kalorienarme Diät handelt sind dies selbstverständlich Produkte mit einem hohen Kalorienanteil. Dazu gehören beispielsweise fettiger Käse, große Mengen an Fleisch sowie Fertigprodukte wie Pizza, Pommes Frites und Hamburger. Dies sollten Sie unbedingt von Ihrem Essensplan streichen. Es betrifft selbstverständlich nicht nur den Zeitraum der Diät. Doch ich selbst bin der Meinung und habe die Erfahrung gemacht, dass Sie sich grundsätzlich keine Lebensmittel für immer verbieten sollten. Ein Verbot führt immer dazu, dass das jeweilige Produkt besonders attraktiv erscheint.

Nehmen wir hier das Beispiel Schokolade. Ich bin ein großer Fan von dem süßen und verführerischen Nahrungsmittel. Sobald ich mir vornehme, von nun an absolut keine Schokolade zu verzehren, erscheint sie mir umso begehrenswerter. Es ist jedoch die richtige Strategie, bestimmte Produkte möglichst selten zu essen. Sie können sich selbst einen Cheat-Day im Monat zugestehen oder einen anderen Anlass geltend machen. Sie werden die positiven Folgen dieses Vorgehens schon nach einem relativ geringen Zeitraum deutlich spüren. Wenn Sie mit sich selbst konsequent sind, dann sollte dies kein allzu großes Problem darstellen. Zu diesem Thema finden Sie jedoch ausführliche

Strategien im Kapitel „Tipps zum sicheren Gewichtsverlust".

Achten Sie besonders auf die Fallen, welche während Ihrer Diät auf Sie warten. Sie werden sich besonders zu Beginn oft hungrig fühlen und in diesem Fall zu einer vermeintlich gesunden Frucht greifen. Bedenken Sie jedoch stets den Zuckergehalt der gewählten Frucht, sonst kann es Ihnen passieren, dass Sie zu viel Zucker zu sich nehmen. Dies würde den Erfolg Ihrer Diät deutlich mindern. Ein schwankender Blutzuckerspiegel verleitet darüber hinaus zu regelmäßigen Heißhungerattacken. Versuchen Sie deshalb, Ihren Blutzuckerspiegel durch Verzicht auf falsche Lebensmittel auf einem gleichmäßigen Niveau zu halten.

Darüber hinaus sollten Sie auch während einer Diät auf eine ausgewogene und abwechslungsreiche Ernährung achten. Versuchen Sie deshalb auch bei gesunden Lebensmitteln die richtige Balance zu finden.

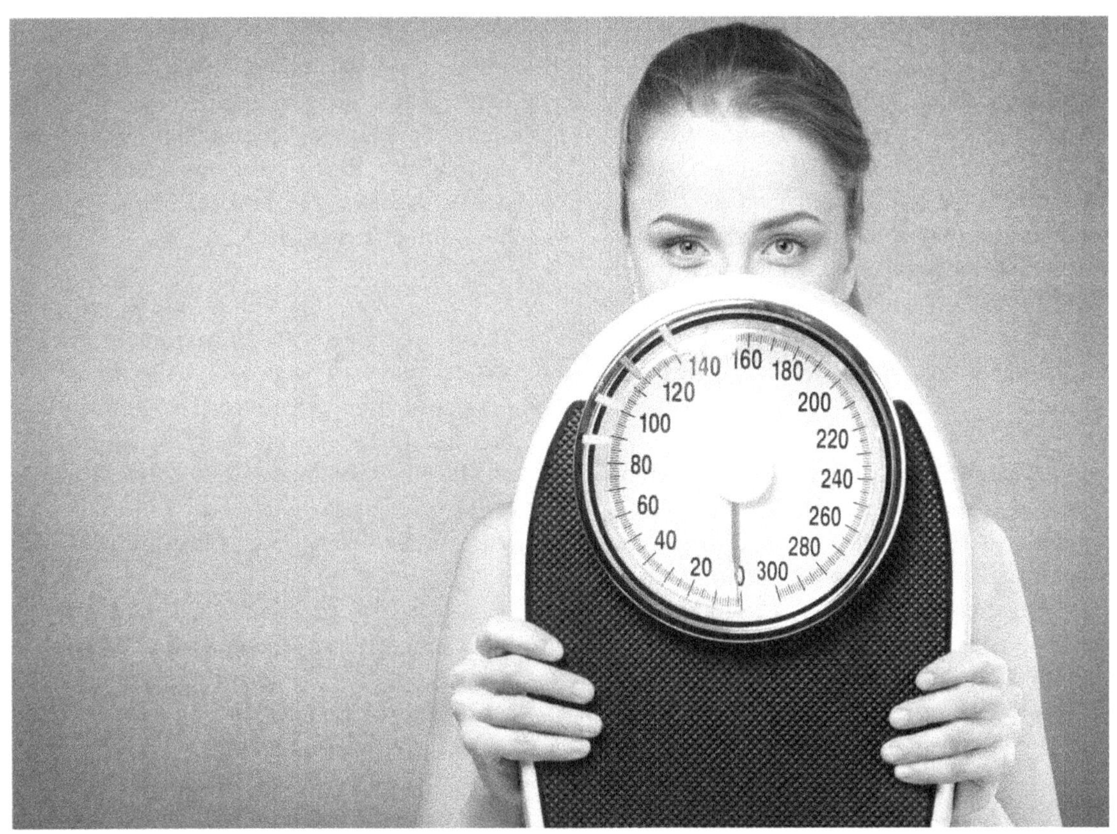

TIPPS ZUM SICHEREN GEWICHTSVERLUST

Die Militär-Diät ist auf einen schnellen Gewichtsverlust angesetzt. Wenn Sie sich ausreichend bewegen beziehungsweise Sport treiben und darüber hinaus den strikten Essensplan befolgen, dann sind Sie somit absolut auf dem richtigen Weg. Es handelt sich um eine sehr kurze Diät, welche lediglich über eine Woche geht. Ich habe Ihnen in diesem Kapitel einige Tipps zusammengetragen, mit deren Hilfe Ihnen das Abnehmen um einiges leichter fallen sollte. Die Erfolge sollten somit bereits nach einigen Tagen deutlich zu sehen sein:

•	Vereinbaren Sie einen genauen Vertrag mit sich selbst oder z.B. einer

Freundin: Mir selbst fällt es sehr viel leichter Regeln einzuhalten, wenn diese schriftlich festgehalten sind. Mit Hilfe eines Vertrages, in welchem alle Regeln und Vorschriften für die Diät notiert sind, gewinnt die Diät an Seriosität. Es ist schwerer, gegen eine Regel zu verstoßen, wenn Sie genaue Vorschriften niedergeschrieben haben. Sie werden sich schuldiger fühlen, den Vertrag zu brechen. Es kann helfen, diesen Vertrag einer Freundin auszuhändigen und dieser täglich Bericht zu erstatten.

• Setzen Sie sich klare Ziele: Nur wenn Sie ein genaues Ziel vor Augen haben, können Sie die Erfolge messen. Wenn Sie lediglich als Ziel haben, abzunehmen, dann ist diese Angabe zu ungenau. Setzen Sie sich deshalb eine bestimmte Vorgabe, Ihr Wunschgewicht, welches Sie mit Hilfe der Diät und einer anschließenden Ernährungsumstellung erreichen werden.

• Leben Sie von Tag zu Tag: Selbstverständlich haben Erfolge aus der Vergangenheit eine motivierende Wirkung auf die Gegenwart. Sie sollten jedoch trotzdem versuchen, jeden Tag aufs Neue zu leben, nicht an die möglichen Schwierigkeiten der Zukunft zu denken. Auch wenn Sie während der Diät Hunger haben werden, sich vielleicht unausgeglichen fühlen. Wenn Sie in diesen Situationen stets nur an den Moment der Gegenwart denken, so sind alle Situationen auszuhalten.

• Teilen Sie Ihre Ziele in kleine Schritte ein: Sie werden nach dieser Diät Ihr Wunschgewicht gegebenenfalls noch nicht erreicht haben. Sie sollten sich jedoch kleine Schritte notieren, mit welchen Sie den Weg zu Ihrem Gesamtziel meistern. Auf diese Weise verhindern Sie Frustration und den Verlust der anfänglichen Motivation.

• Seien Sie diszipliniert: Es wird Ihnen nicht immer gut gehen und es wird Ihnen nicht jeden Tag leicht fallen, die Diät einzuhalten. Sehen Sie diesen gesamten Prozess jedoch als Übung zur Disziplin. Auf diese Weise werden Sie täglich die richtigen Entscheidungen fällen, welche Sie Ihrem Ziel näher bringen. Sie werden Erfolge spüren, welche Sie für Ihre anhaltende Disziplin belohnen und für den Aufwand und die Strapazen entschädigen.

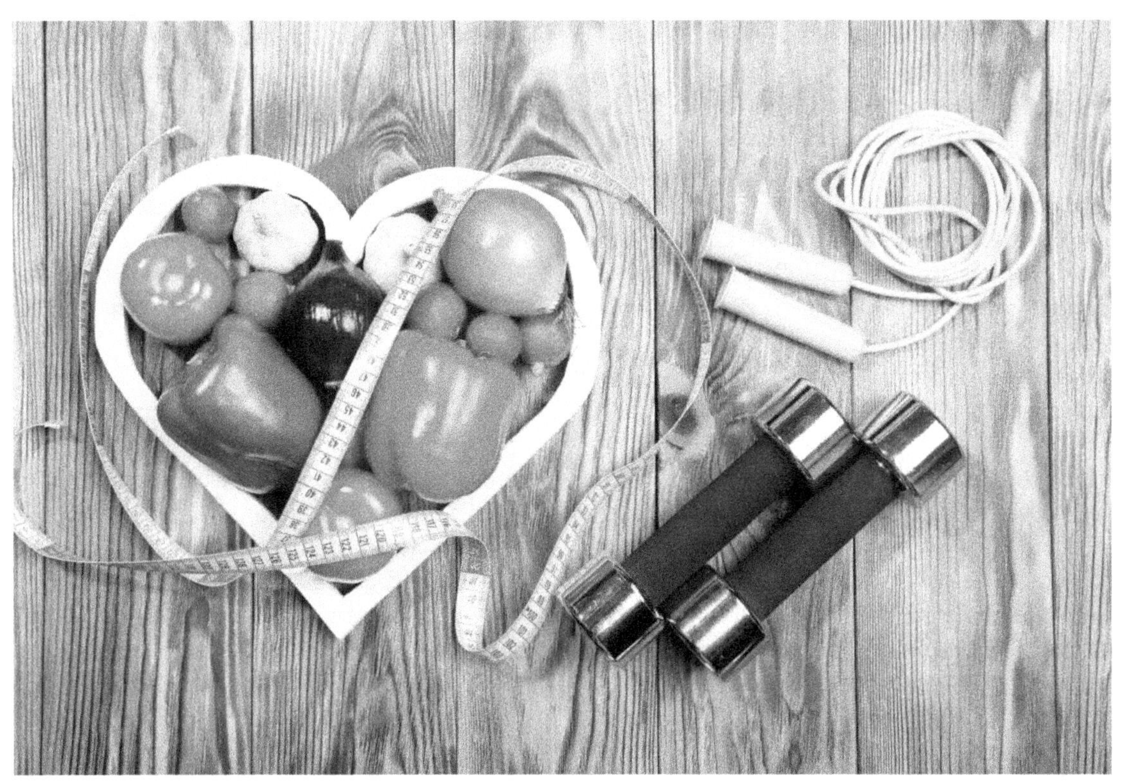

DIE RICHTIGE EINSTELLUNG ZUM ERFOLG

Wenn Sie die Diät abgeschlossen haben, haben Sie Ihr Wunschgewicht vielleicht noch nicht ganz erreicht. Das ist auch nicht weiter schlimm, denn die wahren Erfolge zeigen sich erst mit der Zeit. Nun geht es jedoch darum, Ihr Leben und Ihren Alltag so anzupassen, dass Sie langfristig Gewicht verlieren und sich rundum wohler fühlen. Hierzu benötigen Sie den richtigen Lifestyle. Es kann helfen, eine Strategie aufzustellen, um das Erreichen der Ziele für die Zukunft dokumentieren zu können. Auch werden Sie auf diese Weise einen klaren Kopf darüber behalten, wo Sie eigentlich in Zukunft hinmöchten, welche Bedürfnisse Sie befriedigen müssen und welche Freiheiten Sie dabei haben. Hierzu können Sie einen Plan anlegen, welche Ziele Sie für die Zukunft haben und anschließend Ideen entwerfen, wie Sie diese erreichen können. Diese Strategie können Sie selbstverständlich auf alle Bereiche Ihres Lebens anwenden. Es ist gleich, ob es sich um Berufsziele, Gewichtsziele, Sportziele oder Ziele zur Gestaltung Ihrer Freizeit handelt. Wenn Sie diese Denk- und Vorgehensweise einmal beherrschen, dann helfen Sie Ihnen in so gut wie allen Lebensbereichen. Und genau darauf kommt es an, eine Diät allein hilft Ihnen sicherlich nicht zu einem langanhaltenden Erfolg, wenn Sie Ihr persönliches Traumgewicht erreichen möchten.

Darüber hinaus ist ein gesunder und aktiver Körper nicht nur mit Gewichtsverlust verbunden. Sie werden Ihren gesamten Alltag und Ihre Angewohnheiten anpassen müssen, wenn Sie Ihre Träume verwirklichen möchten. Sie werden merken, wenn Sie Ihren Alltag aktiver gestalten, regelmäßig Sport treiben und Ihren Lastern wiederstehen, dann werden Sie sich rundum glücklicher fühlen. Selbstverständlich handelt es sich hierbei um einen Prozess, welcher schön klingt. Es bedarf jedoch viel Arbeit und einem ordentlichen Maß an Disziplin, um diese schönen und verlockend klingenden Vorstellungen in die Tat umzusetzen.

Auch Ihre Psyche spielt eine wichtige Rolle. In den meisten Fällen ist ein unausgeglichenes Essverhalten auf ein psychisches Ungleichgewicht zurückzuführen. Wenn Sie bereits seit langer Zeit an Essstörungen leiden oder merken, Sie schaffen den Weg aus einer ungesunden Ernährung nicht alleine, dann zögern Sie nicht einen Experten um Rat zu bitten. Es kann jedoch auch sein, dass Sie kein auffälliges Essverhalten haben, sondern die ausgewogene Ernährung im stressigen Berufsalltag untergeht. In diesem Fall kann ich Ihnen aus eigener Erfahrung einen

Ratschlag geben: Es macht einen großen und sehr positiven Unterschied, wenn Sie Ihre Mahlzeiten bewusster zu sich nehmen, anstatt nebenbei am Schreibtisch zu essen oder auf dem Weg nach Hause, vor dem Fernseher oder beim Telefonieren. Sie sollten sich für jede Mahlzeit ausreichend Zeit nehmen. Wenn Sie dies tun, dann werden Sie schnell deutliche Unterschiede ausmachen können.

Die Tatsache, dass Sie sich zum Essen Zeit nehmen und in dieser Zeit auch nichts anderes machen sorgt dafür, dass Sie Ihre Mahlzeiten deutlicher wahrnehmen. Ihr Gehirn kann den Eindruck, seine Farben, Konsistenz und Duft viel besser aufnehmen und verarbeiten. Dies hat zur Folge, dass Sie sich einerseits schneller satt fühlen, andererseits ist Ihnen bewusst, dass Sie gerade gegessen haben und Sie bekommen weniger schnelle erneut Hunger. Es gibt viele Strategien und Sie werden für sich selbst die richtige vielleicht erst durch ausprobieren finden müssen. Geben Sie in diesem Prozess jedoch nicht auf, sondern haben Sie Geduld. Die Resultate werden sich sehen lassen können und Sie selbst werden schnell herausbekommen, was für Sie und Ihren Alltag passend ist. Jeder Mensch ist ganz unterschiedlich. Es kann durchaus sein, dass es Ihnen sehr schwer fällt, nur eine bestimmte Menge an Lebensmitteln zu sich zu nehmen. Stattdessen passt eine Diät mit Verzicht auf bestimmte Lebensmittel hervorragend. Oder aber es fällt Ihnen schwer, auf Kohlenhydrate zu verzichten und stattdessen können Sie kleinere Mengen an Lebensmitteln zu sich nehmen.

Zudem kann es vorkommen, dass es Ihnen schwer fällt, in Ihrem anstrengenden

Arbeitsalltag sehr kontrollierte Mahlzeiten zu sich zu nehmen. Stattdessen nehmen Sie Powersport als Ausgleich zu Ihrer Arbeit wahr, sodass es Ihnen nicht schwer fällt, sich zu regelmäßigen Sporteinheiten zu motivieren. Wie gesagt, jeder Mensch ist in diesem Bereich ganz unterschiedlich und was für den einen ein Martyrium ist, ist für die andere Person die optimale Lösung. Es ist wichtig, dass Sie sich auf die Suche nach der für Sie richtigen Strategie machen, nur so werden Sie sich im Alltag wohlfühlen und zu Ihrem inneren Gleichgewicht finden. Lassen Sie sich nicht demotivieren, wenn die Strategie Ihrer Freundin oder eines bestimmten Fitnessgurus nicht auf Sie zutrifft, es bedarf in diesem Fall einiger Geduld. Das Resultat ist jedoch sehr zufriedenstellend und eine super Rekompensation für Ihre Strapazen.

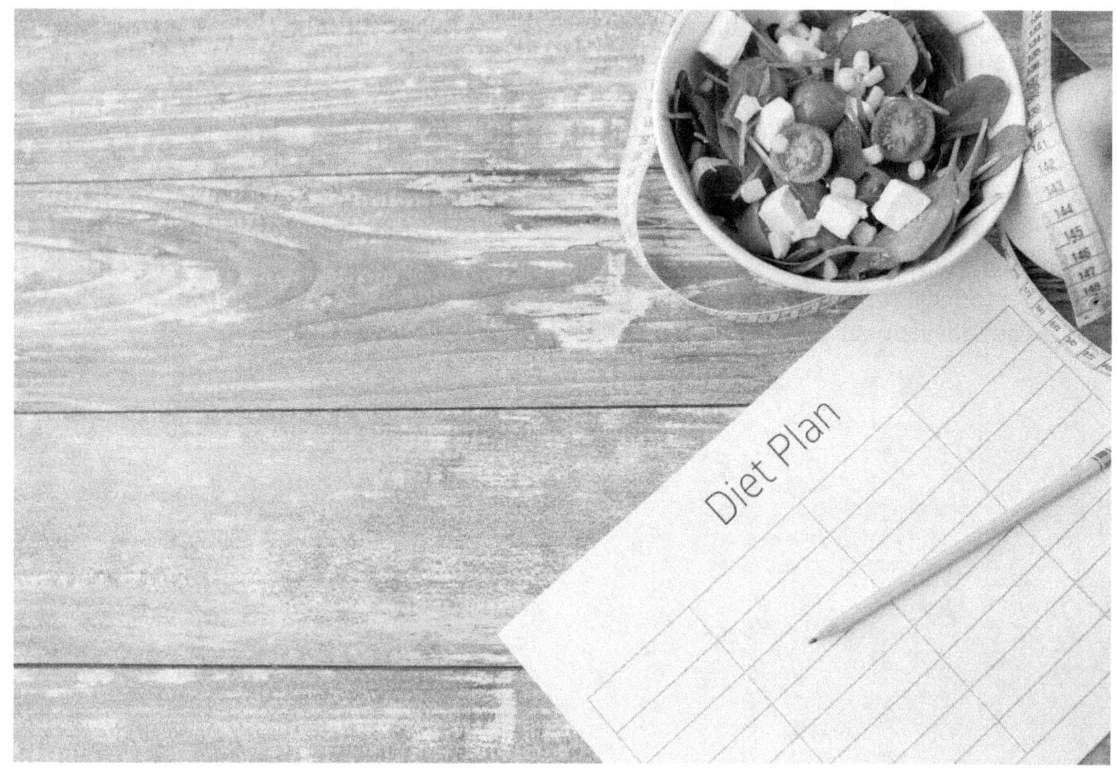

EINKAUFSLISTE UND ESSENSPLAN

Nachdem ich in den letzten Kapiteln mehr auf die Theorie eingegangen bin und Ihnen verschiedene Möglichkeiten an die Hand gegeben habe, die für Sie richtige Strategie zu finden, geht es in diesem Kapitel nun in die Praxis. Bei der Militär-Diät handelt es sich um ein Modell, bei welchem Sie über drei Tage eine sehr strenge Diät halten. Anschließend folgen vier Tage mit einer ausgewogenen Ernährung, bei welcher jedoch keine so strenge Diät mehr gehalten werden muss. Insgesamt geht der Essensplan über sieben Tage und somit eine ganze Woche. Ein großer Vorteil dieser Diät ist, dass alle Lebensmittel in herkömmlichen Geschäften zu finden sind. Sie benötigen keine kostspieligen Ergänzungsmittel oder geheimnisvolle Pulverchen, um Abnehmerfolge zu spüren. In diesem Kapitel gebe ich Ihnen eine umfassende Liste über die

Nahrungsmittel, welche Sie in den ersten drei Tagen der Diät benötigen. Die verbleibenden vier Tage sind Sie freier in Ihrer Wahl, sodass Sie sich hier an den Rezepten orientieren können.

Einkaufsliste

- Wasser
- Kaffee oder Tee
- Möhre
- Brokkoli
- 2 Bananen
- 1 Grapefruit
- 2 kleine Äpfel
- 3 Eier
- 2 Würstchen
- 150 g Fleisch (fettarm)
- körniger Frischkäse
- Cheddar Käse
- Vanille Eiscreme
- Salzige Cracker
- Erdnussbutter
- Vollkorntoast

In diesem Kapitel folgen die genauen Angaben für jede Mahlzeit in den ersten drei Tagen der Diät. Es handelt sich um eine sehr strenge Diät mit deutlichen Angaben über den Kaloriengehalt. Diese Mahlzeiten werden jedoch über lediglich drei Tage eingenommen, sodass Motivation und Disziplin zum Erfolg verhelfen werden.

Tag 1

Frühstück:

- 1 Tasse Tee
- ½ Grapefruit

- 1 Scheibe Vollkorntoast
- 1 EL Erdnussbutter

Mittag:

- ½ Banane
- 150 gr gegrilltes fettarmes Fleisch (Rind oder Hähnchen)
- 1 kleiner Apfel
- 1 Tasse Tee (oder Kaffe)

Abend:

- ½ Tasse Thunfisch
- 1 Scheibe Vollkorntoast
- 1 Tasse Tee

Tag 2

Frühstück:

- ½ Banane
- 1 Ei (Rührei, hart gekocht, weich gekocht)
- 1 Scheibe Vollkorntoast
- Wasser

Mittag:

- 2 gekochte Würstchen
- ½ Banane
- 1 Tasse dampfgegarter Brokkoli (mit Salz)
- ½ Tasse dampfgegarte Möhren (mit Salz)

Abend:

- 5 salzige Cracker
- 1 hartgekochtes Ei
- 1 Tasse körniger Frischkäse

- Wasser

Tag 3

Frühstück:

- 5 salzige Cracker
- 1 Scheibe Cheddar Käse
- 1 kleiner Apfel
- Wasser

Mittag:

- 1 hartgekochtes Ei
- 1 Tasse Thunfisch
- 1 Tasse Vanilleeis (zuckerfrei)
- Wasser

Abend:

- 1 hartgekochtes Ei
- 1 Vollkorntoast
- Wasser

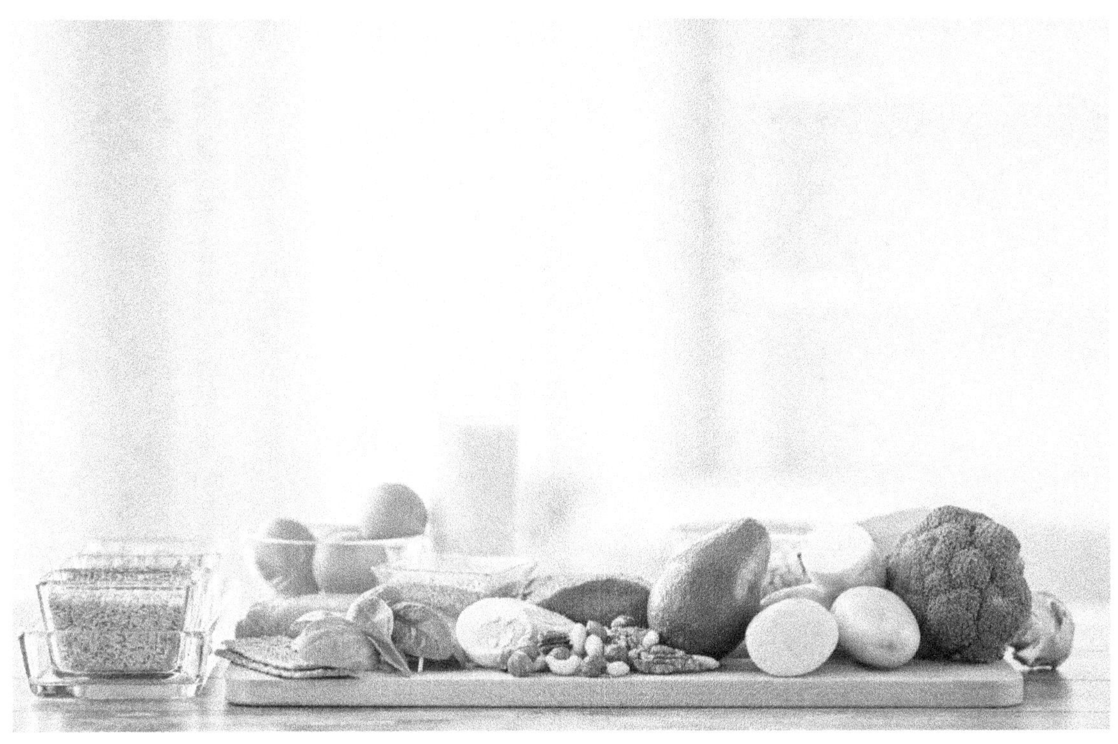

30 REZEPTE FÜR SCHNELLEN ABNEHMERFOLG

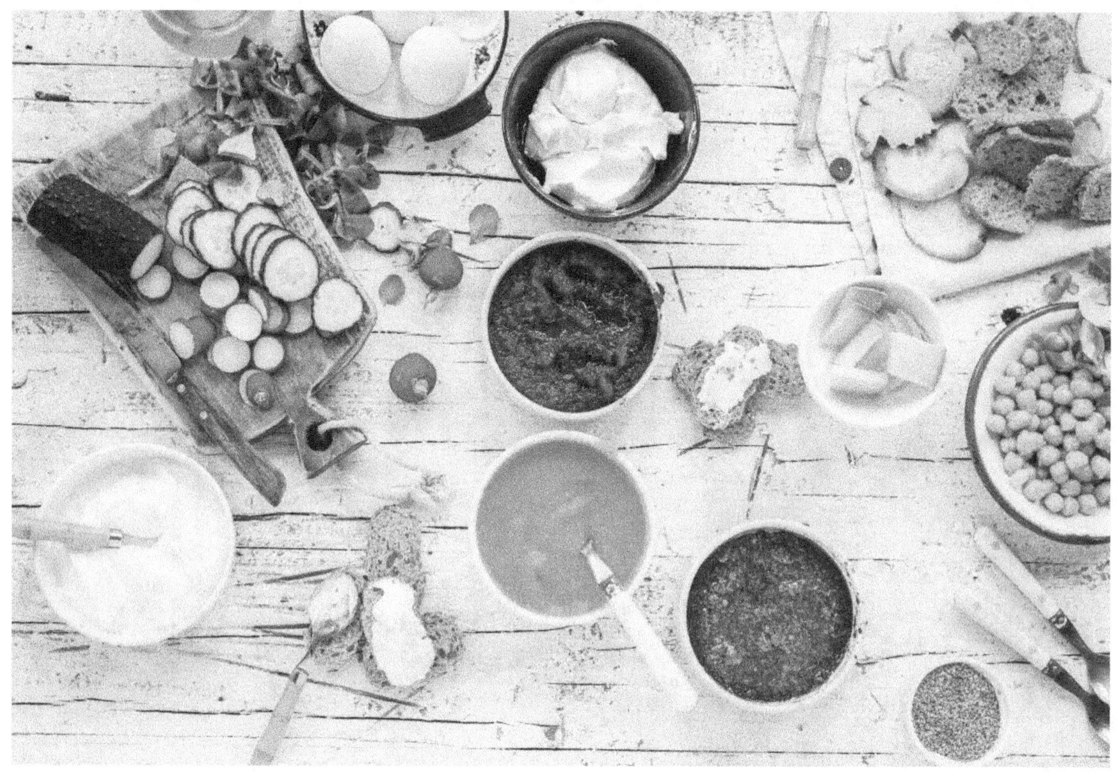

FRÜHSTÜCK

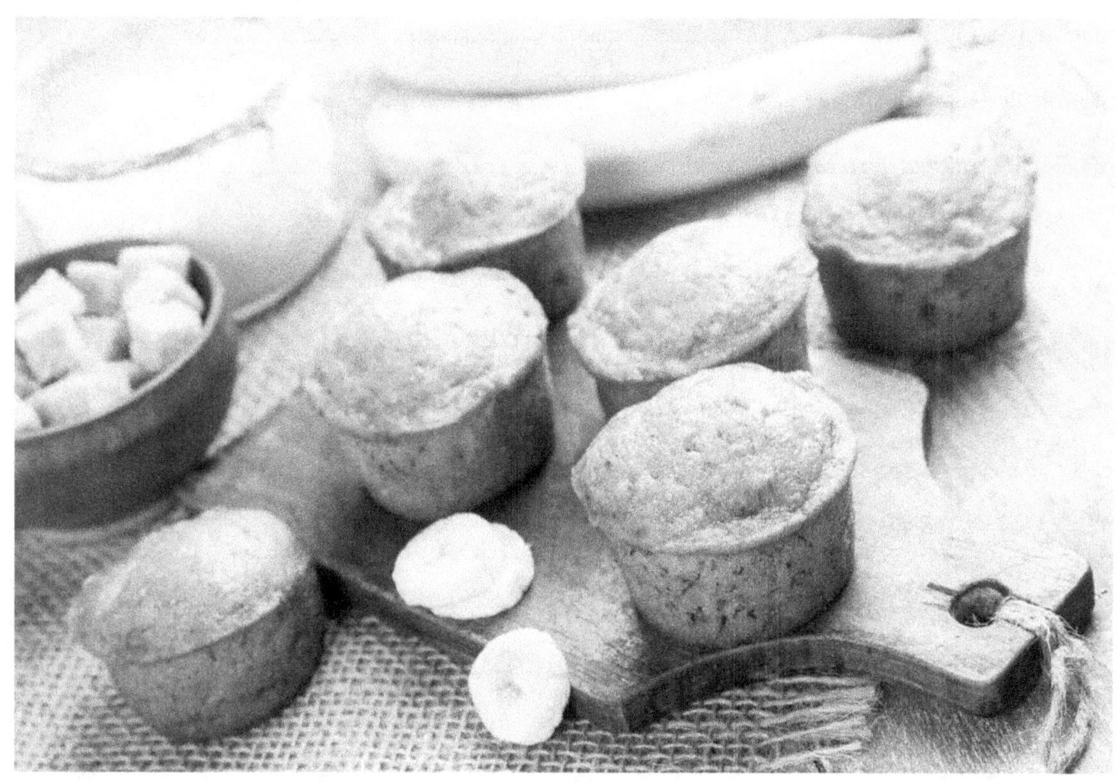

BANANEN-WALNUSS MUFFINS

Portionen: 6

Zutaten:

3 Eier
¼ Tasse Kokosnussöl
½ TL Backpulver
3 entsteinte Datteln
7 Bananen
¼ Tasse Kokosnussmehl
¼ TL Meeressalz
10 Tropfen Sirup
½ Tasse gehackte Walnüsse

Zubereitung:

Eier, Banane, Öl, Datteln und Sirup in einem Mixer zu einer homogenen Masse verrühren. Salz, Walnüsse, Kokosnussmehl und Backpulver hinzugeben und bei mittlerer Geschwindigkeit mit der Bananenmasse vermischen. Die Muffinförmchen vorbereiten und zu ¼ mit Masse füllen. Anschließend bei 175 Grad Celsius für 25 Minuten backen, bis sie goldbraun sind. Abkühlen lassen und kühl oder lauwarm servieren.

Kaloriengehalt pro Portion: 222 kcal

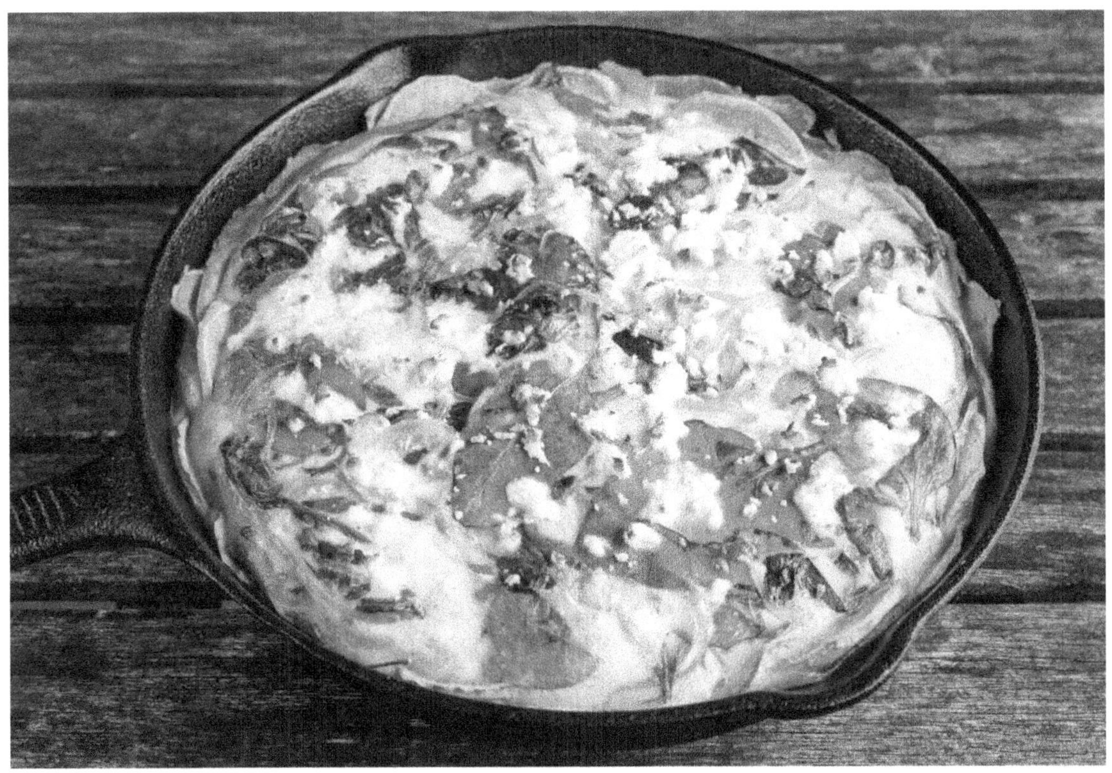

SPINAT-HÜTTENKÄSE OMELETT

Portionen: 2

Zutaten:

Kokosfett zum Einfetten der Förmchen
150 g gefrorener Spinat
¾ Tasse Hüttenkäse
2 ganze Eier
¼ Tasse grüne Paprika
¼ Tasse gewürfelte Zwiebel
1 Prise Salz

Zubereitung:

Den Ofen auf 175 Grad Celsius vorheizen und Muffinsförmchen einfetten. Den Spinat in der Mikrowelle 2 Minuten erwärmen. Anschließend überschüssiges Wasser entfernen. Eier, Spinat, Zwiebel, Paprika und Hüttenkäse in einer Schüssel vermischen. Etwas Salz hinzugeben und anschließend die Masse in die Förmchen geben. Im Ofen für 20 Minuten backen und sofort heiß servieren.

Kaloriengehalt pro Portion: 117 kcal

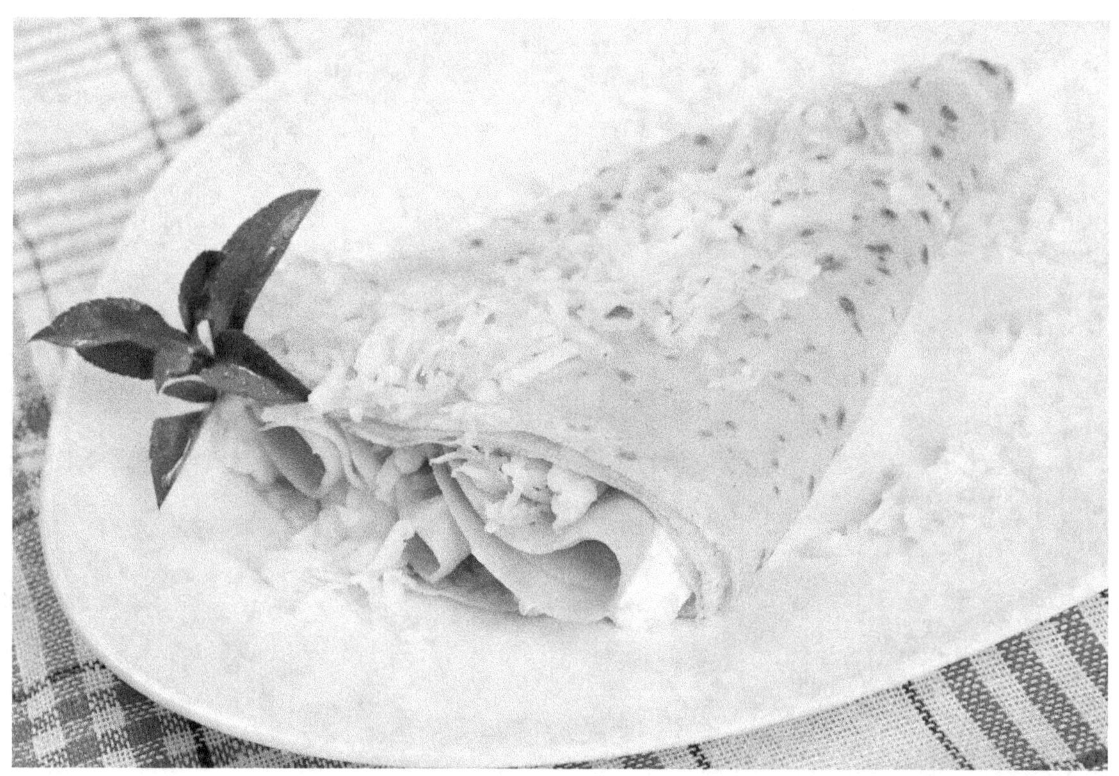

FRISCHKÄSE-SCHINKEN CRÊPE MIT RAUKE

Portionen: 4

Zutaten:

8 Crêpes
1 kleines Bund Rauke
8 Scheiben Schinken
½ Tasse Frischkäse
2 Schalotten
2 EL Milch

Zubereitung:

In einer kleinen Schale Milch, gehackte Schalotten und Frischkäse vermischen. Anschließend ein Crêpe nehmen, mit der Käsemischung bestreichen und mit Rauke und Schinken belegen und einrollen. Den Prozess mit allen 8 Crêpes wiederholen.

Kaloriengehalt pro Portion: 67 kcal

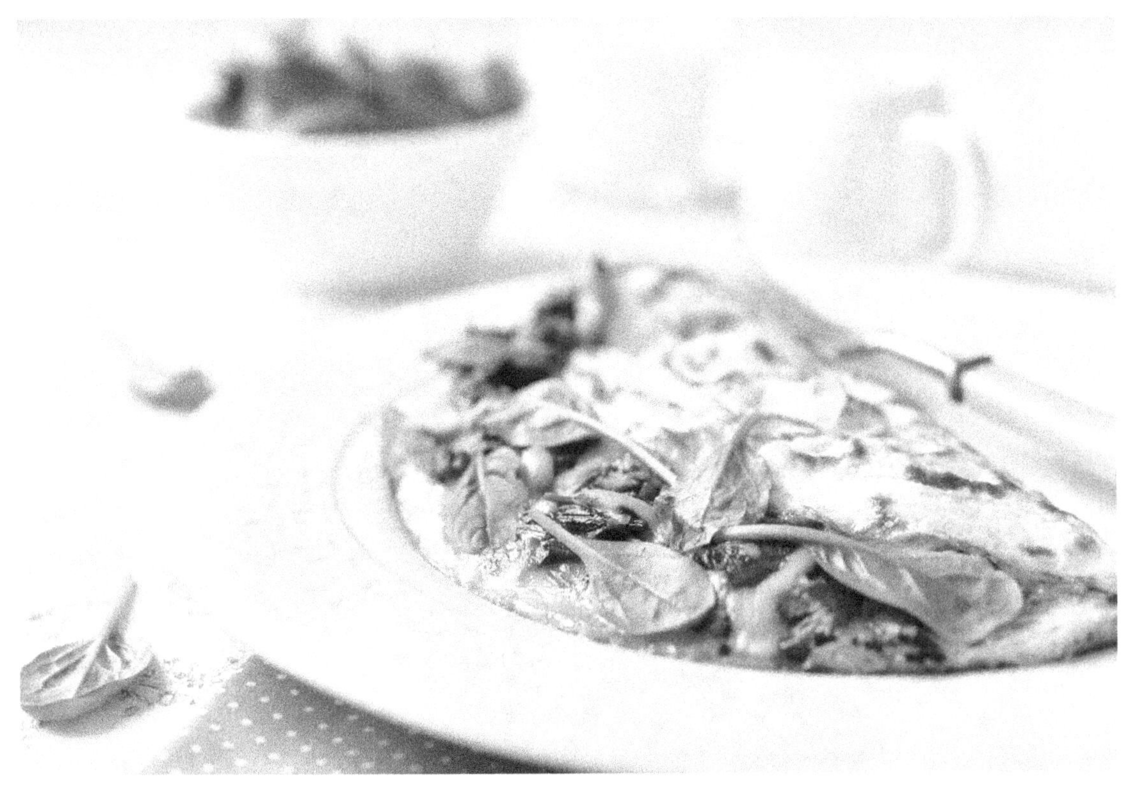

CHEDDAR SPINAT OMELETT

Portionen: 2

Zutaten:

1 Packung gefrorener Spinat
¼ Tasse grüne Paprika
¾ Tasse Ei
¾ Tasse Cheddar Käse
¼ Tasse rote Zwiebel (gewürfelt)

Zubereitung:

Den Ofen auf 170 Grad Celsius vorheizen. Muffinformen mit etwas Öl einfetten. Den Spinat in einer Mikrowelle aufwärmen. Die Zutaten gemeinsam in einer Schale vermischen und anschließend in die Muffinformen geben. 20 Minuten backen und vor dem Servieren etwas auskühlen lassen.

Kaloriengehalt pro Portion: 122 kcal

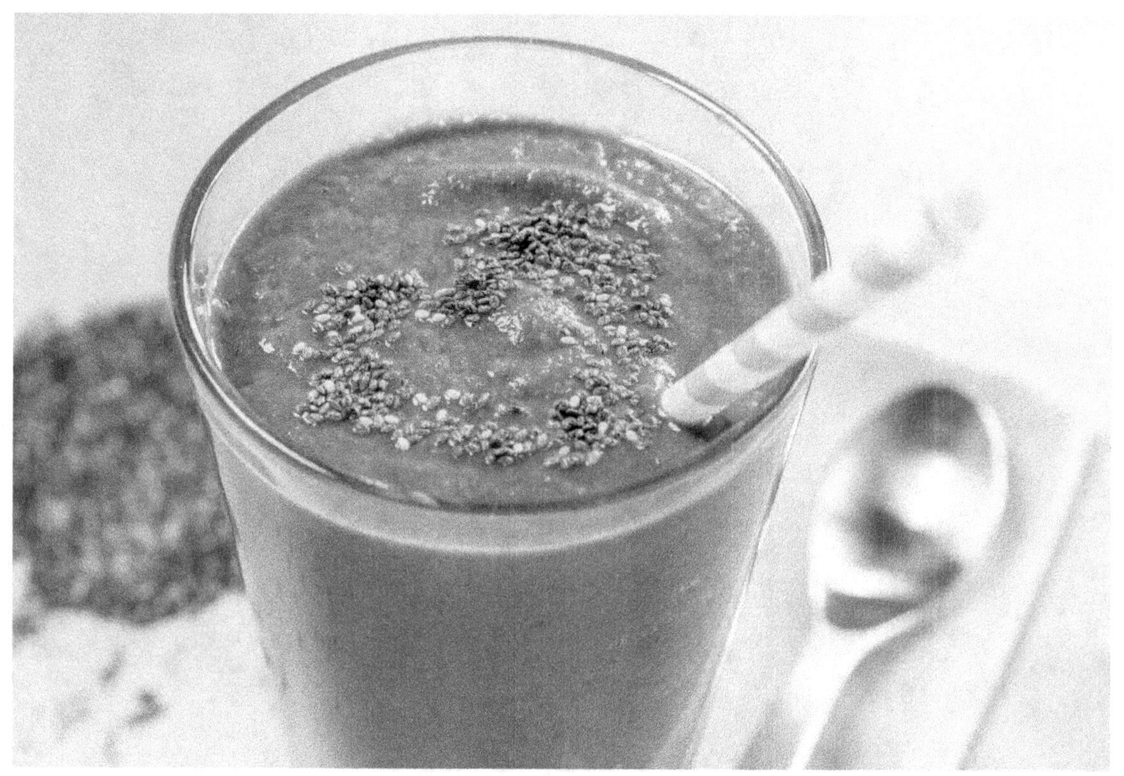

ENTSCHLACKENDER SMOOTHIE

Portionen: 1

Zutaten:

1 EL Chia Samen
1 Tasse Kale
4 EL frischer Zitronensaft
1 mittlerer Apfel
1/3 Tasse gehackte Petersilie
1 Stange Sellerie
¼ TL Zimt
1 ¼ Tasse Wasser
Ein paar Eiswürfel

Zubereitung:

Alle Zutaten gemeinsam in einem Mixer zu einem cremigen Smoothie vermischen und am besten ganz frisch genießen.

Kaloriengehalt pro Portion: 173 kcal

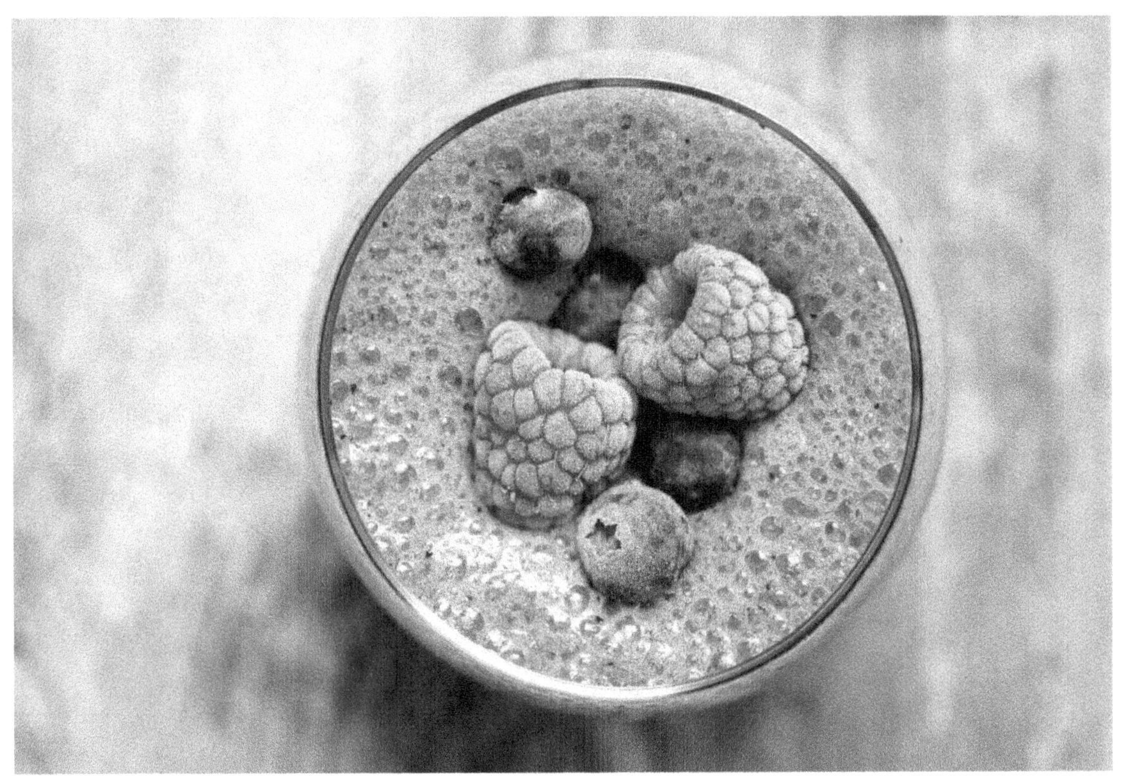

KALE SPINAT BEEREN SMOOTHIE

Portionen: 2

Zutaten:

1 Tasse Babyspinat
1 Tasse Kale (gehackt)
1 Tasse gefrorene Beeren
½ Banane
1 mittlerer Apfel
2 Tassen Wasser
1-2 Päckchen Stevia

Zubereitung:

Alle Zutaten gemeinsam in einen Mixer geben und zu einem cremigen Smoothie vermischen. Bei Bedarf Eiswürfel hinzufügen und eiskalt genießen.

Kaloriengehalt pro Portion: 205 kcal

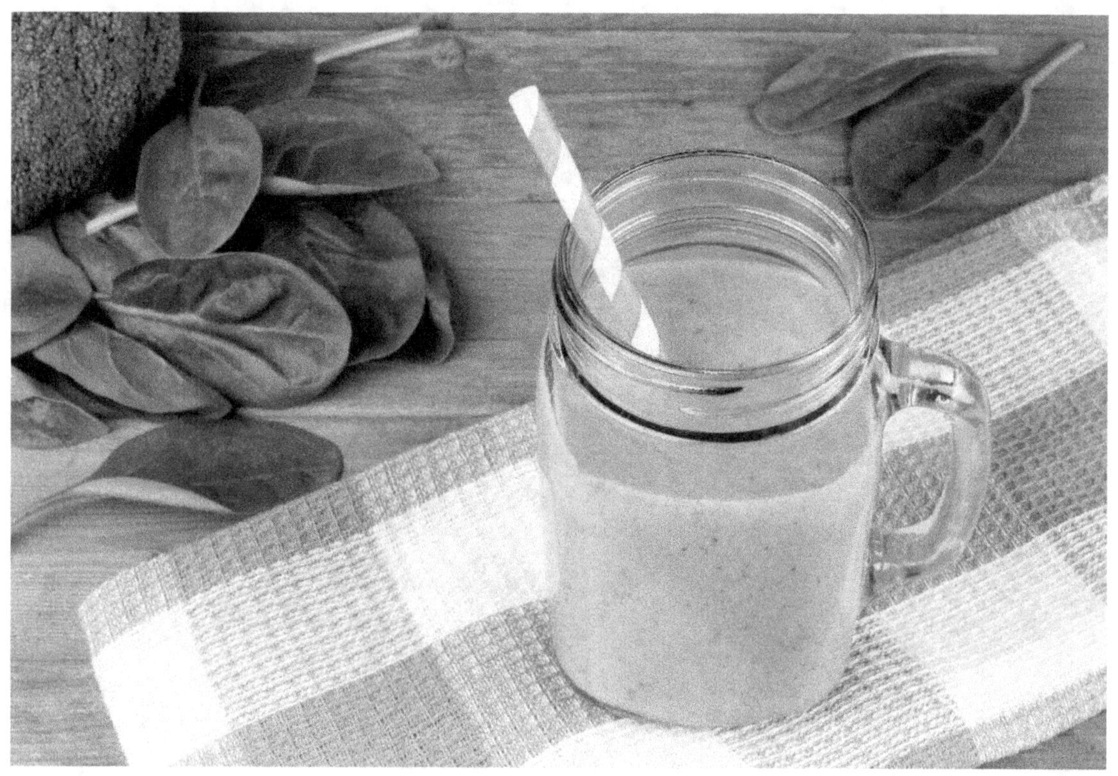

GRÜNER SMOOTHIE

Portionen: 2

Zutaten:

2 Tassen Spinat
½ Tasse gefrorene Cranberries
½ Banane
1 Apfel
1 Birne
1 Tasse Wasser
Ein paar Eiswürfel

Zubereitung:

Alle Zutaten gemeinsam in einem Mixer vermischen, bis ein cremiger Smoothie entstanden ist. Bei Bedarf Eiswürfel hinzugeben und kalt genießen.

Kaloriengehalt pro Portion: 223 kcal

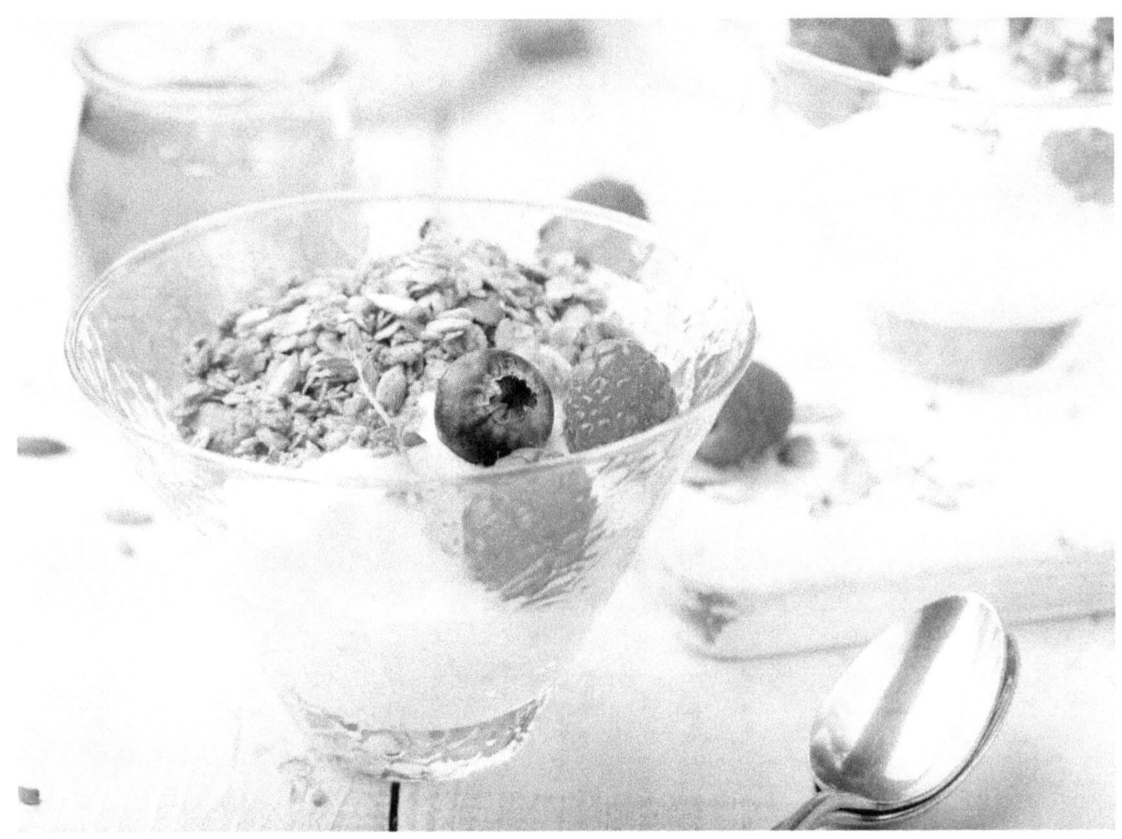

Portionen: 4

Zutaten:

2 Tassen griechischer Joghurt
2 Tassen Erdbeeren (getrocknet)
2 EL Kakao
½ Tasse gehackte Walnuss
1 Tasse entsteinte Datteln
¼ Tasse Kokosflocken
¼ Tasse Buchweizen Popcorn
½ Tasse Buchweizen Flocken

Zubereitung:

In einer großen Schale alle Zutaten vermischen, bis auf den Joghurt. Den Joghurt erst danach hinzugeben und 10 Minuten mit dem Müsli vermischt ruhen lassen, dann servieren.

Kaloriengehalt pro Portion: 241 kcal

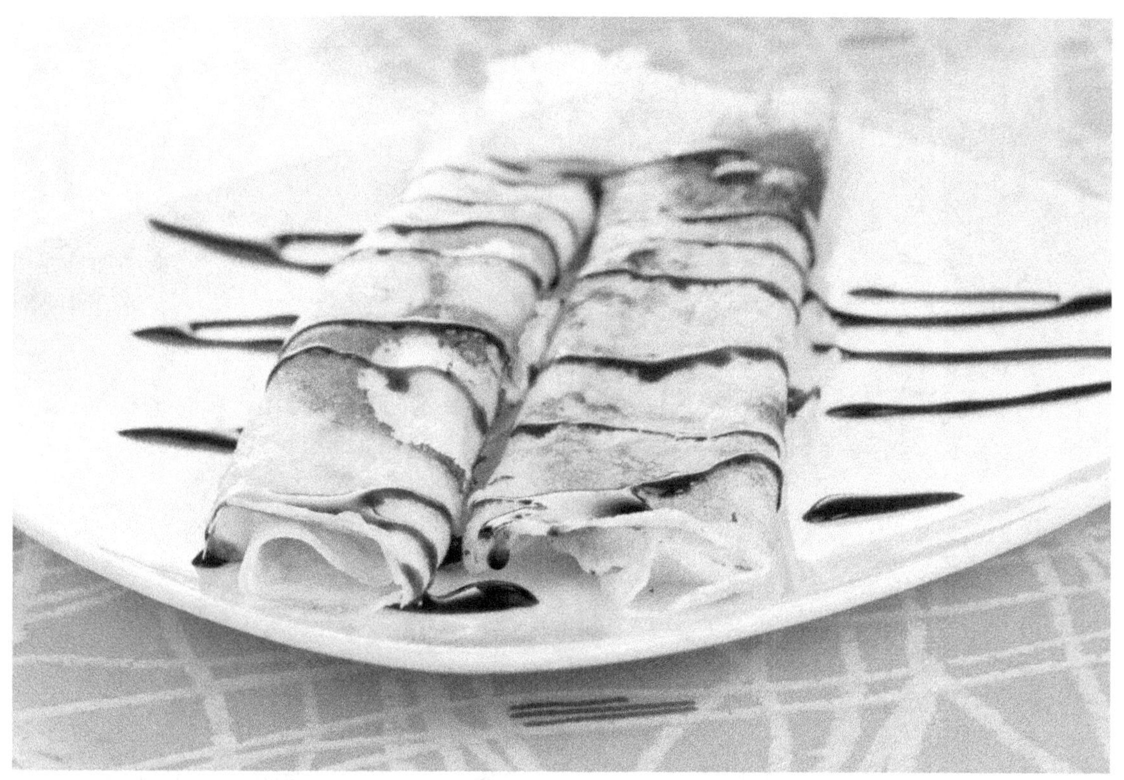

SCHOKOLADIGE PFANNKUCHEN

Portionen: 6 Pfannkuchen

Zutaten:

1 ½ Tasse Milch
½ Tasse Buchweizenmehl
1 ganzes Ei
2 EL Olivenöl
1 EL Sahne
½ Tasse gehackte dunkle Schokolade
½ Tasse gehackte Walnuss
1 ½ Tassen gehackte Erdbeeren

Zubereitung:

Für den Teig 1 Tasse Milch mit dem Buchweizenmehl und dem Ei vermischen, bis ein homogener Teig entsteht. Für die Schokoladensoße in einer Schale die Schokolade im Wasserbad erhitzen, Milch, Sahne und Olivenöl mischen. Die Kuchen in einer Pfanne mit Olivenöl braten, bis sie von beiden Seiten goldbraun sind. Mit Schokoladensoße begießen und anschließend Walnuss und Erdbeeren über die Pfannkuchen streuen.

Kaloriengehalt pro Portion: 217 kcal

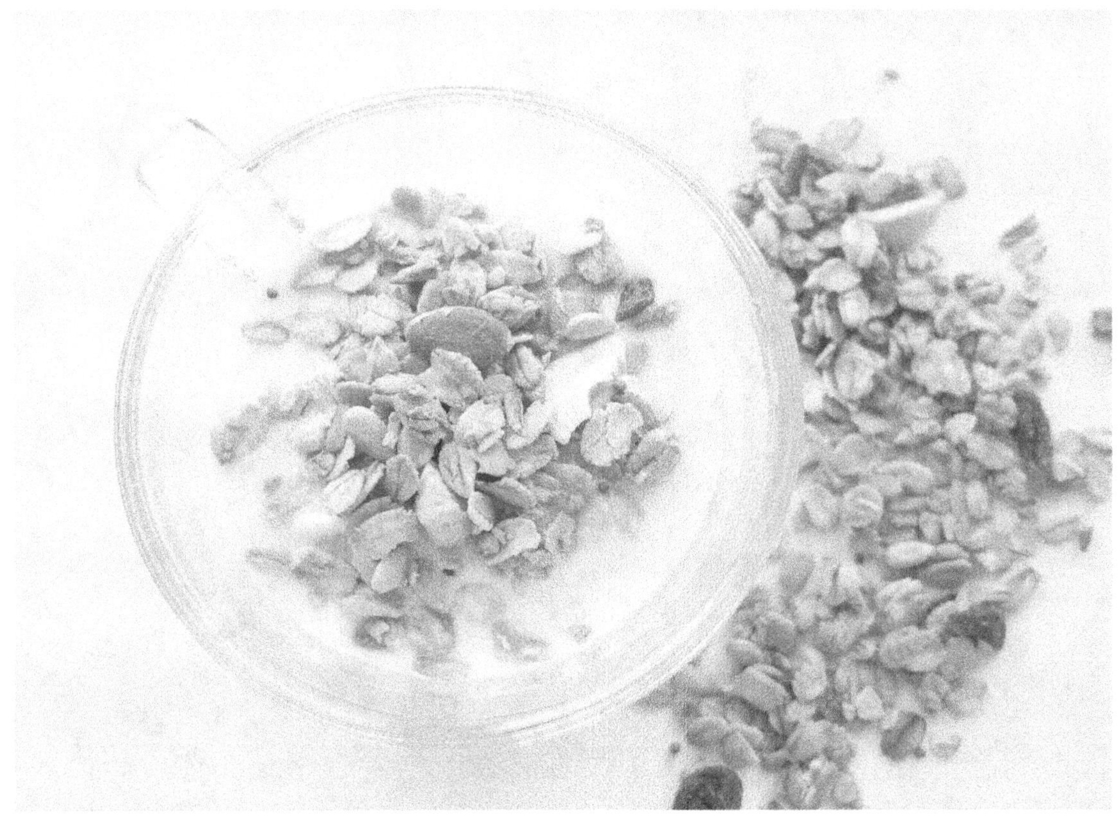

HAFERFLOCKEN MIT JOGHURT

Portionen: 2

Zutaten:

¼ Tasse Haferflocken
1 Tasse Naturjoghurt
½ Tasse schwarze Johannisbeeren
2 EL Zucker
½ Tasse Wasser

Zubereitung:

Wasser, Johannisbeeren und Zucker in einer Pfanne zum Kochen bringen. Bei schwacher Hitze 5 Minuten köcheln lassen und anschließend abkühlen lassen. Die Haferflocken mit dem Joghurt vermischen und in Schalen geben. Abschließend mit der Johannisbeermarmelade garnieren.

Kaloriengehalt pro Portion: 271 kcal

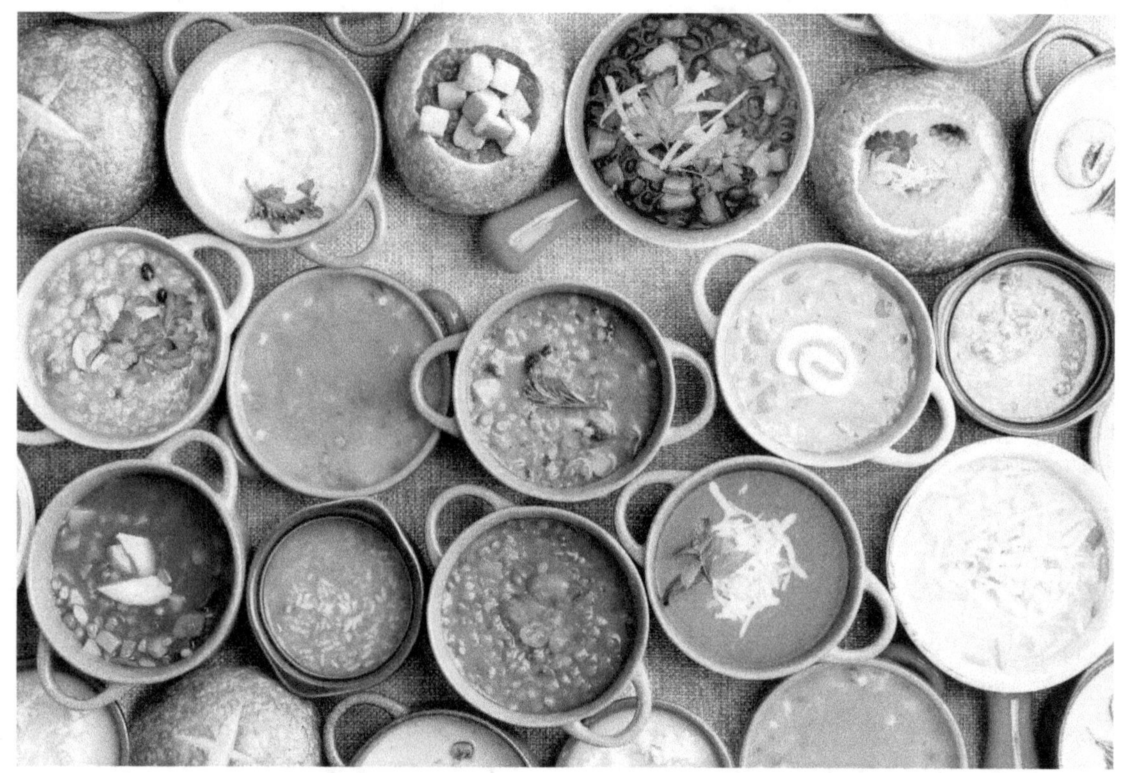

SUPPEN

Portionen: 2

Zutaten:

1 gewürfelte Zwiebel
1 EL Kokosnussöl
4 Tassen Gemüsebrühe
4 gewürfelte Paprika
2 Tassen gestampfte Süßkartoffel
2 Spritzer Zitronensaft
1 TL Cumin
2 EL Thymian
1 Prise Salz und Pfeffer

Zubereitung:

In einer großen Pfanne das Öl erhitzen und darin die Zwiebel und Paprika dünsten, bis sie glasig sind. Kartoffel, Kumin, Paprika und 2 Tassen der Brühe zu einem homogenen Püree mixen. Dann die restliche Brühe hinzugeben und mit Thymian, Salz und Pfeffer abschmecken. Für 20 Minuten köcheln lassen. In einer Schale servieren.

Kaloriengehalt pro Portion: 201 kcal

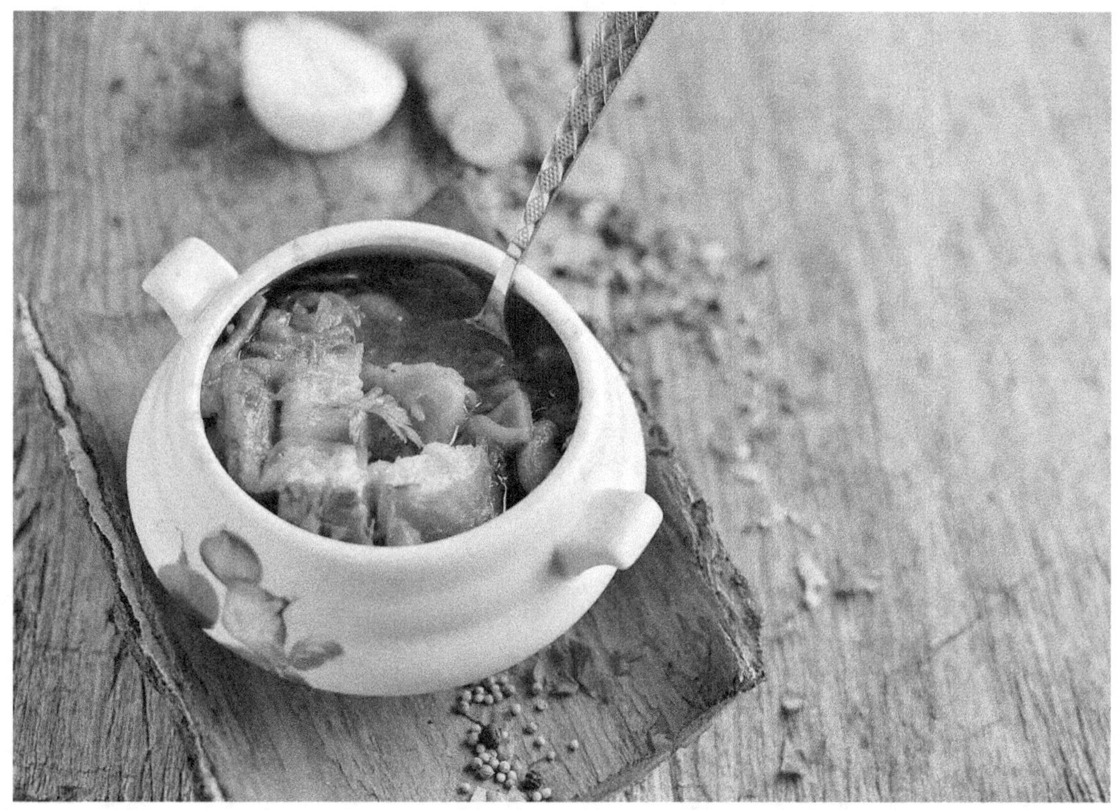

RINDERBRÜHE MIT KALE

Portionen: 5

Zutaten:

1 Kg gewürfeltes Suppenfleisch
4 Tassen Rinderbrühe
2 EL Öl
4 Knoblauchzehen (gehackt)
1 Zwiebel (grob gehackt)
1 ½ EL frisch gehackter Salbei
1 kleiner Butternuss Kürbis
½ TL Paprikapulver
480 g gehackter gefrorener Kale
1 Prise Salz und Pfeffer

Zubereitung:

In einem Suppentopf das Fleisch anbraten, bis es goldbraun wird. Paprikapulver, Salbei, Knoblauch, Zwiebel und Pfeffer hinzugeben. Dann den Kürbis und den Kale hinzufügen. Die Brühe und 2 Tassen heißes Wasser in den Topf geben und alles gemeinsam für mindestens 1 Stunde köcheln lassen. Abschließend heiß servieren und genießen.

Kaloriengehalt pro Portion: 379 kcal

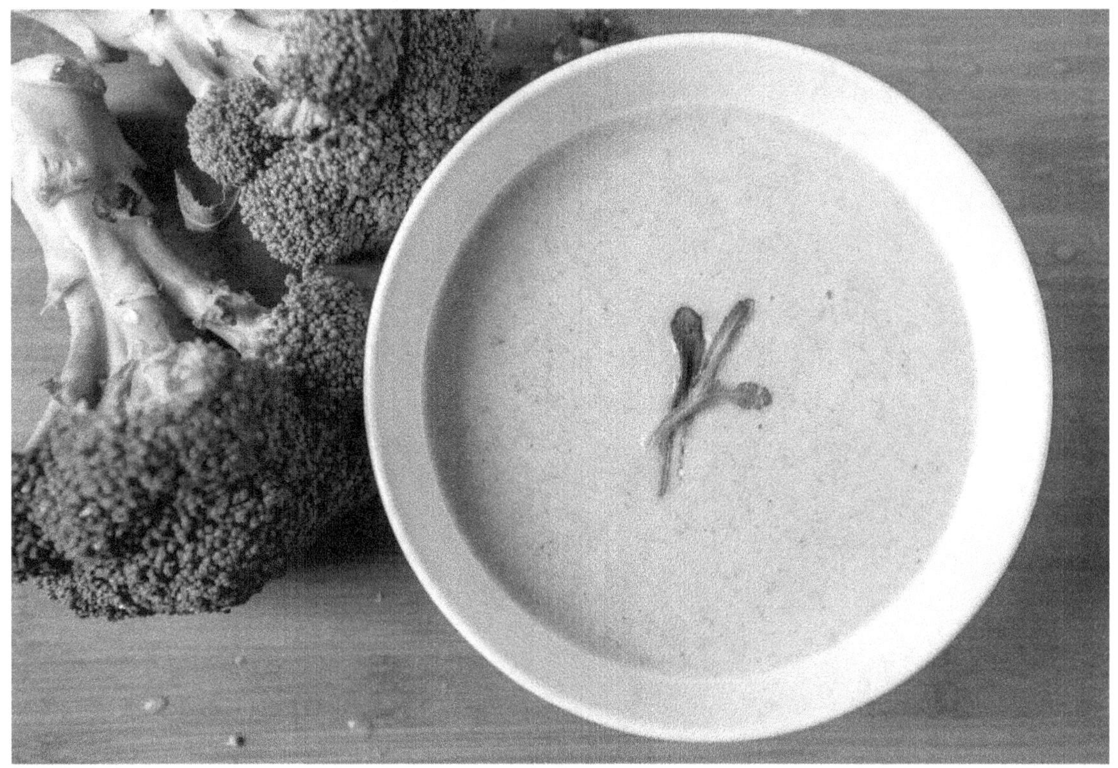

BROKKOLI CREME

Portionen: 2

Zutaten:

1 mittlere Zwiebel
4 Stangen Sellerie
3 Knoblauchzehen
1 Dose Kokosmilch
3 EL Kokosnuss Mehl
2 Tassen Hühnerbrühe
5 Tassen Brokkoli
1 Prise Salz, Pfeffer und Thymian

Zubereitung:

In einem Suppentopf den gehackten Sellerie mit dem Brokkoli, Zwiebel und etwas Öl anbraten, bis die Zwiebel glasig wird. Das Kokosnuss Mehl hinzugeben und ordentlich umrühren, sodass keine Klumpen entstehen. Die Kokosmilch mit der Brühe und dem gedünsteten Gemüse in einen Topf geben und bei geringer Hitze 1 Stunde kochen lassen. Heiß servieren und genießen.

Kaloriengehalt pro Portion: 152 kcal

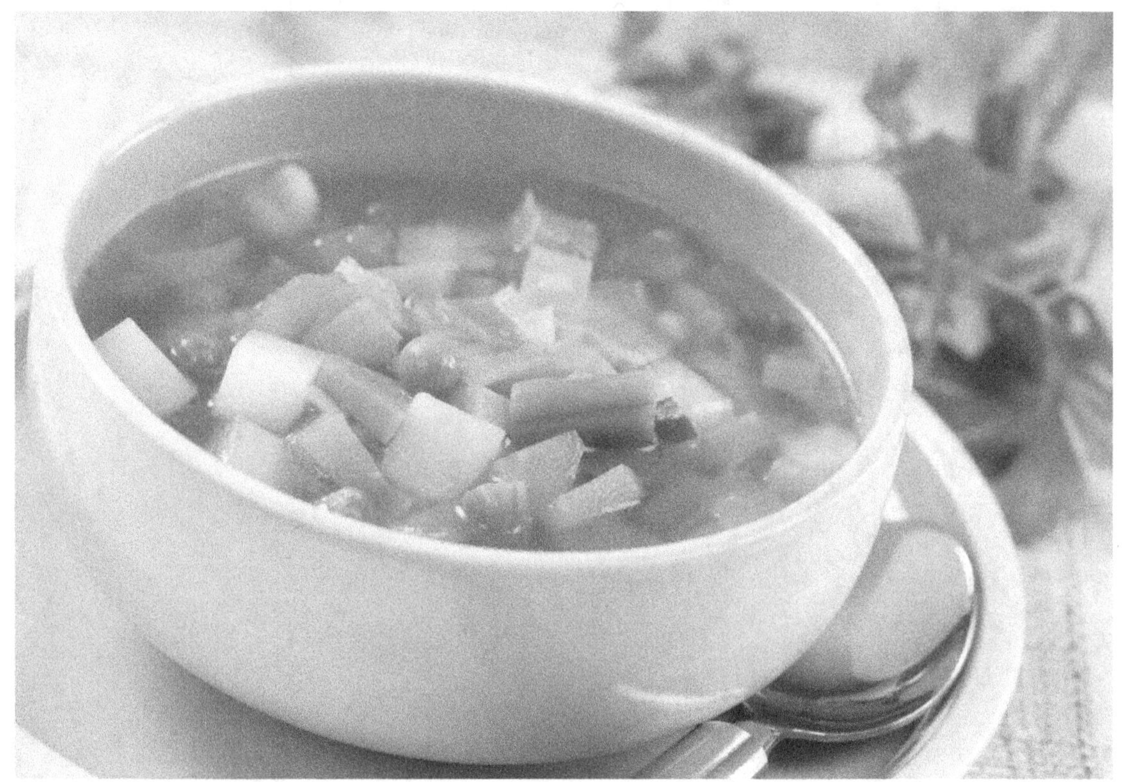

Portionen: 8

Zutaten:

4 Tassen rote Bohnen
I Süßkartoffel (geschält, gewürfelt)
I Knoblauchzehe
I kleine Zwiebel
I Stange Sellerie
3 Möhren (geschält, in Scheiben)
I TL Paprikapulver
½ TL Pfeffer
¼ TL Meeressalz
2 Tassen gewürfelte Tomaten
4 Tassen Gemüsebrühe

I Lorbeerblatt
4 Tassen Babyspinat
I TL Olivenöl

Zubereitung:

Alle Zutaten gemeinsam in einen Topf geben bis auf den Spinat und das Olivenöl. Für 7 Stunden köcheln lassen, bis das Gemüse weich ist. Die Zutaten dann mit einer Gabel stampfen und für eine weitere Stunde bei geringer Hitze köcheln lassen. Den Spinat hinzugeben und 5 Minuten garen. Abschließend mit Olivenöl besprenkeln und heiß servieren.

Kaloriengehalt pro Portion: 185 kcal

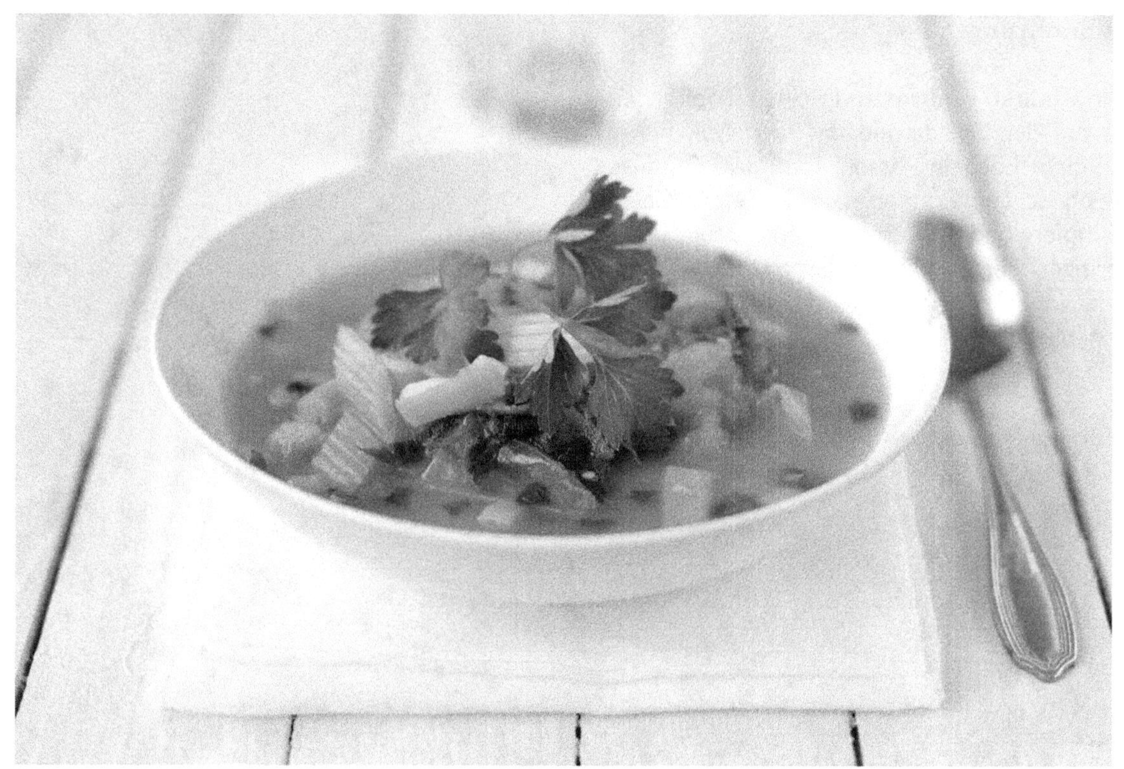

SÜßE CHILI-SUPPE

Portionen: 4

Zutaten:

2 EL Olivenöl
1 rote Zwiebel (in Scheiben)
2 Jalapeño Chili
4 Tassen gehackter Kohl
1 Möhre (geschält und gehackt)
4 Tassen gehackte Tomate
2 Hähnchenbrüste (gehackt)
4 Tassen Gemüsebrühe
3 EL Apfelweinessig
2 EL brauner Zucker
1 Prise Salz und Pfeffer

Zubereitung:

Das Olivenöl in einer Pfanne erhitzen und bei mittlerer Hitze die Jalapeños, Kohl Zwiebel und Möhre dünsten, bis die Zwiebel glasig ist. Die Tomaten, Hähnchenfleisch, Apfelweinessig, brauner Zucker, Salz und Pfeffer hinzugeben und für 20 Minuten köcheln lassen. Heiß servieren und genießen.

Kaloriengehalt pro Portion: 247 kcal

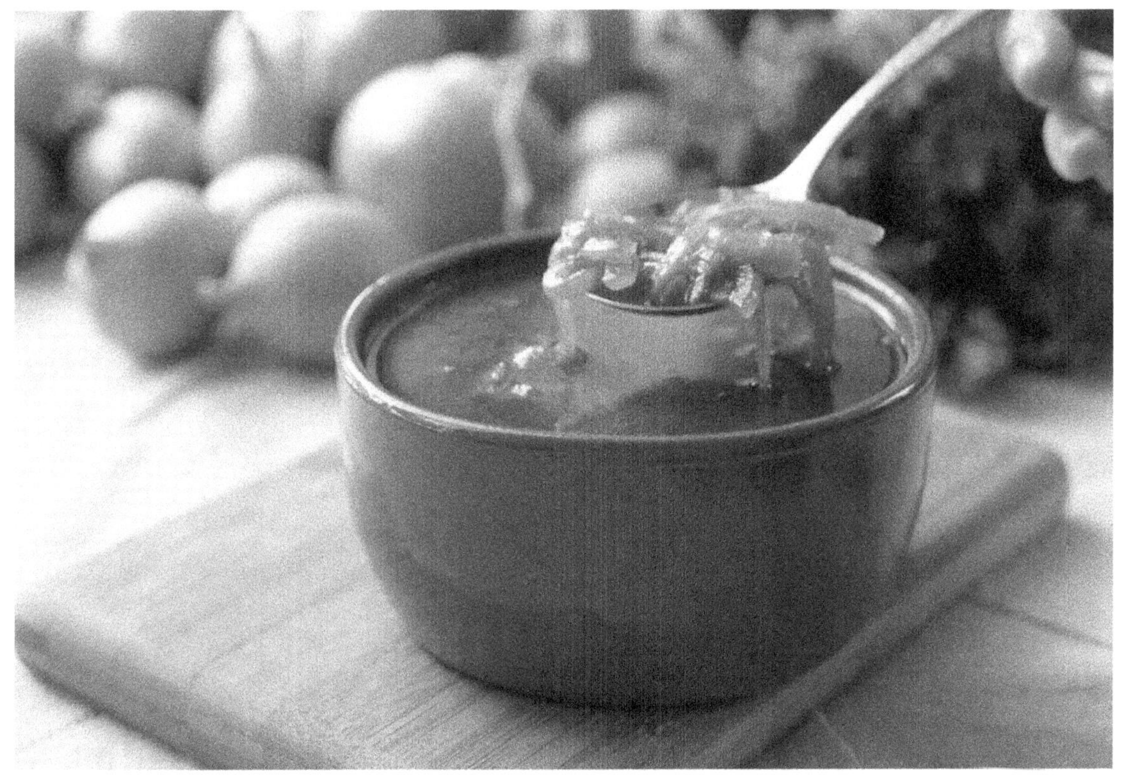

ZWIEBELSUPPE MIT APFEL

Portionen: 6

Zutaten:

1 EL Öl
1 Tasse gehackte Zwiebel
3 Äpfel (gewürfelt)
6 Tassen Gemüsebrühe
½ EL gehackter Rosmarin
1 mittlere Porree
½ EL gehackter Thymian
1 Prise Cayenne Pfeffer
1 Prise Salz

Zubereitung:

In einer Pfanne das Öl erhitzen und die Zwiebel dünsten, bis sie goldbraun ist. Die Brühe hinzugeben, Apfel und Porree ebenfalls. Für 10 Minuten köcheln lassen und anschließend mit den Gewürzen nach Belieben würzen. Abschließend heiß servieren.

Kaloriengehalt pro Portion: 179 kcal

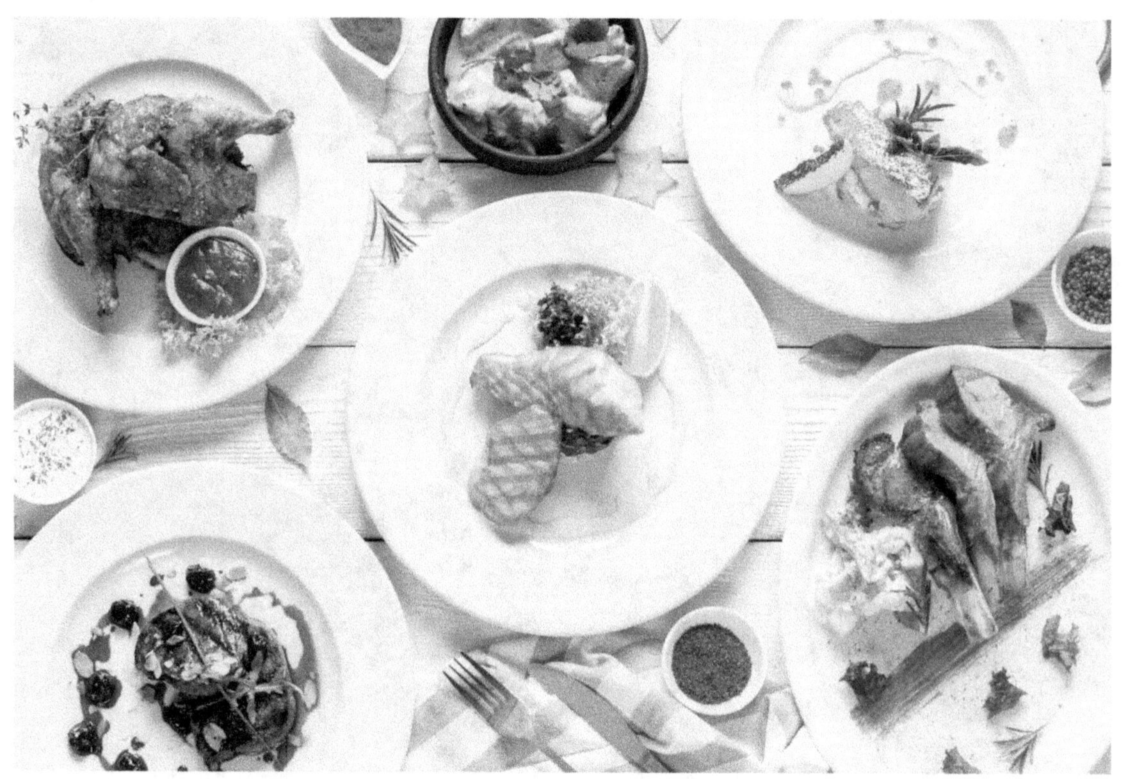

MITTAGESSEN

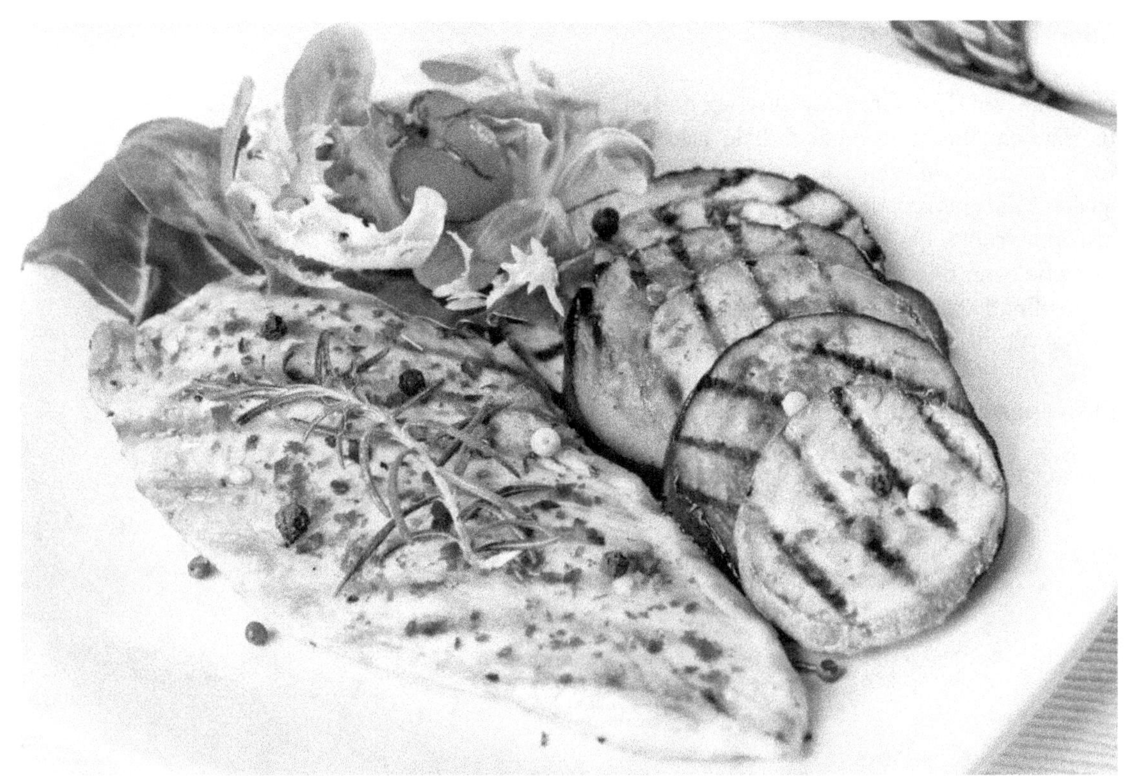

HÄHNCHEN MIT ZUCCHINI UND TOMATEN

Portionen: 2

Zutaten:

2 Hähnchenbrüste
2 EL Tomatensoße
¼ Tasse schwarze Oliven
½ TL Oregano
¼ TL Salz
½ Tasse grüne Paprika
2 ½ TL Kokosnussöl
½ Tasse gelbe Paprika

2 mittlere Zucchini
½ Tasse rote Paprika

Zubereitung:

Den Ofen auf 120 Grad Celsius vorheizen. Die Hähnchenbrust in einer Schale mit Salz und Oregano würzen. In einer Alufolie Paprika, Zucchinischeiben und Hähnchenbrust einwickeln, die Hähnchenbrust mit den Oliven belegen und mit dem Öl besprenkeln. Anschließend im Ofen 30 Minuten backen. Aus der Alufolie wickeln und heiß servieren.

Kaloriengehalt pro Portion: 258 kcal

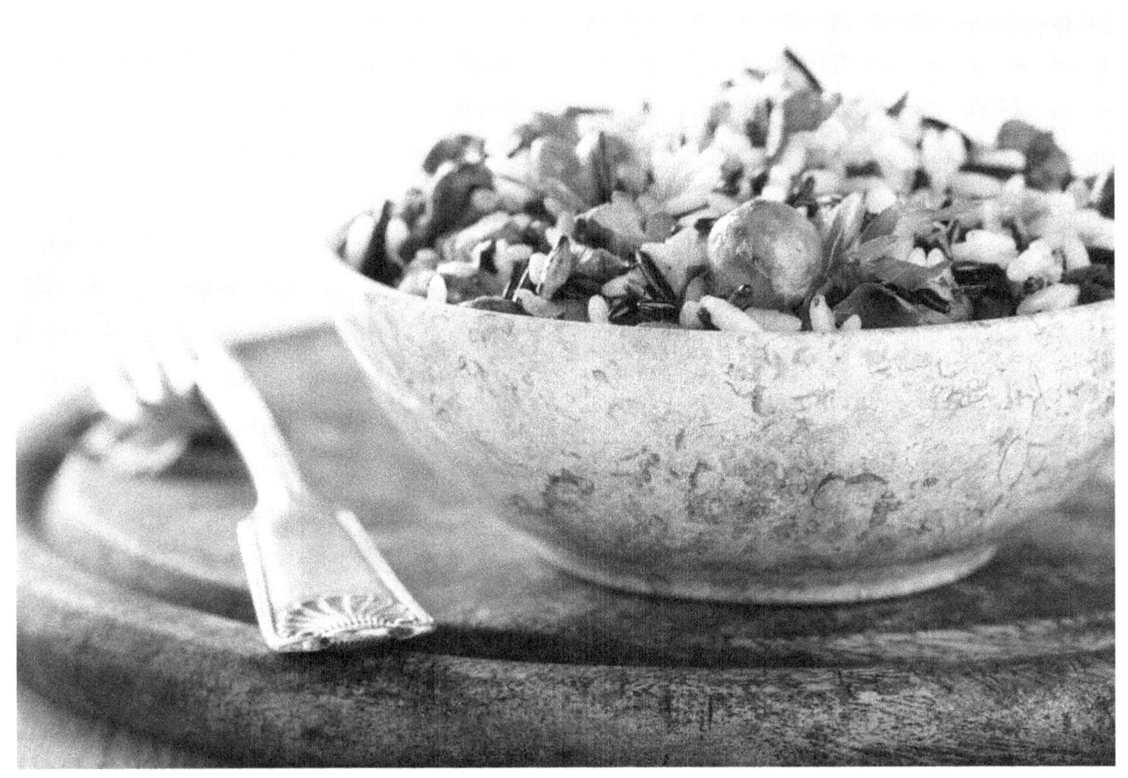

ROTWEINPILZE MIT KALE

Portionen: 4

Zutaten:

1 Tasse Wildreis
1 Tasse gehackte Zwiebel
180 g Portobello Pilze
½ Tasse Rotwein
½ Tasse Miso Paste
4 Tassen Gemüsebrühe
300 g Kale (gehackt)
3 Tassen Wasser
2 Tassen Möhre (in Scheiben)
½ TL Chili Flocken
1 TL Knoblauchpulver

1 TL gemahlener Kumin
1 TL schwarzer Pfeffer
1 Prise Salz

Zubereitung:

1 Tasse Wasser und die Miso Paste in einem Mixer vermischen. Dann in einen Suppentopf geben und Chiliflocken, Knoblauchpulver, Kumin, Reis, Brühe und restliches Wasser hinzugeben. 30 Minuten köcheln lassen, bis der Reis gar ist. Den Kale unterrühren und 4 Minuten garen lassen. Vom Herd nehmen. In einer Pfanne die Pilze anbraten und mit Wein löschen. Dann zu dem Reis geben und alles gut vermischen. Heiß servieren und genießen.

Kaloriengehalt pro Portion: 319 kcal

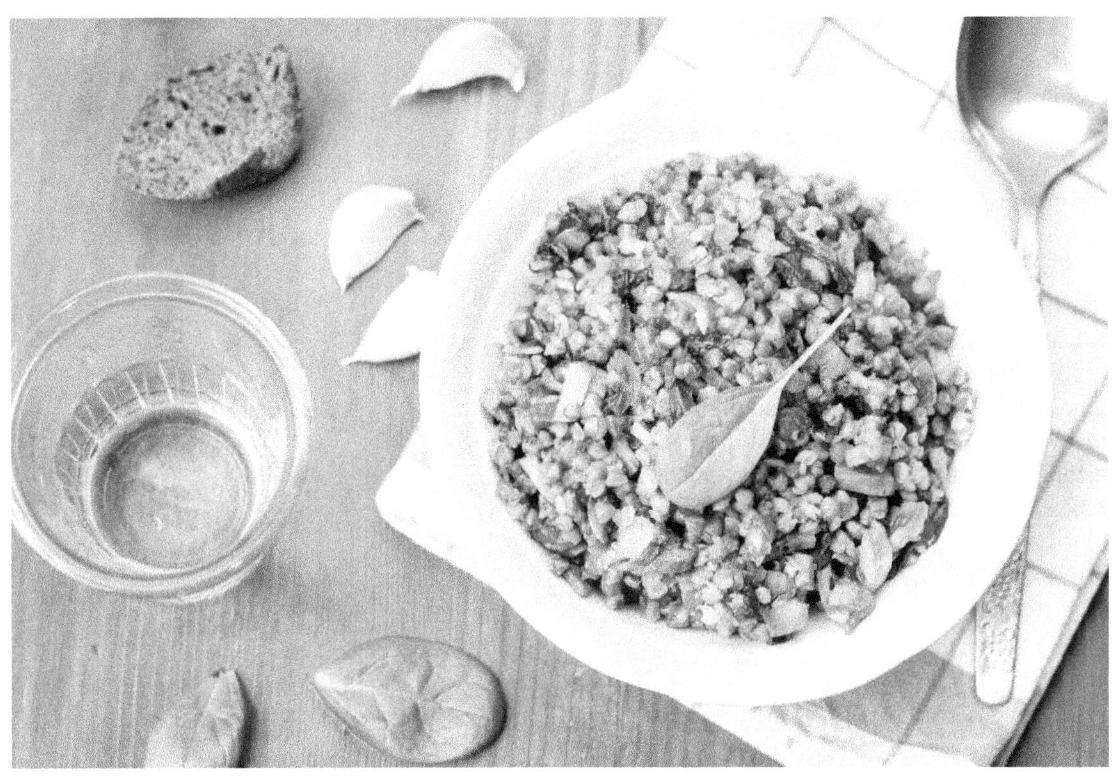

BUCHWEIZEN MIT ZWIEBELN

Portionen: 2

Zutaten:

1 TL Olivenöl
1 Chili (fein gehackt)
40 g rote Zwiebel (fein gehackt)
1 TL Ingwer (fein gehackt)
1 Knoblauchzehe (fein gehackt)
1 TL Senfkörner
2 TL Kurkuma
1 TL Curry
¼ Tasse gehackter Kale
¼ Tasse Kokosmilch
¼ Tasse rote Linsen

1 ¼ Tasse Gemüsebrühe
¼ Tasse Buchweizen

Zubereitung:

In einer Pfanne das Öl erhitzen, Senfkörner hinzugeben und kurz anbraten. Dann die Zwiebel, Chili, Knoblauch und Ingwer hinzugeben und 10 Minuten garen. Curry und Kurkuma zu den restlichen Zutaten in die Pfanne geben und gut verrühren. 3 Minuten garen lassen. Die Gemüsebrühe in die Pfanne gießen und aufkochen. Die Linsen in die Pfanne geben und alles 30 Minuten köcheln lassen. Dann den Kale hinzugeben und weitere 5 Minuten garen. Den Buchweizen wie auf der Packung beschrieben kochen und mit dem Kale servieren.

Kaloriengehalt pro Portion: 282 kcal

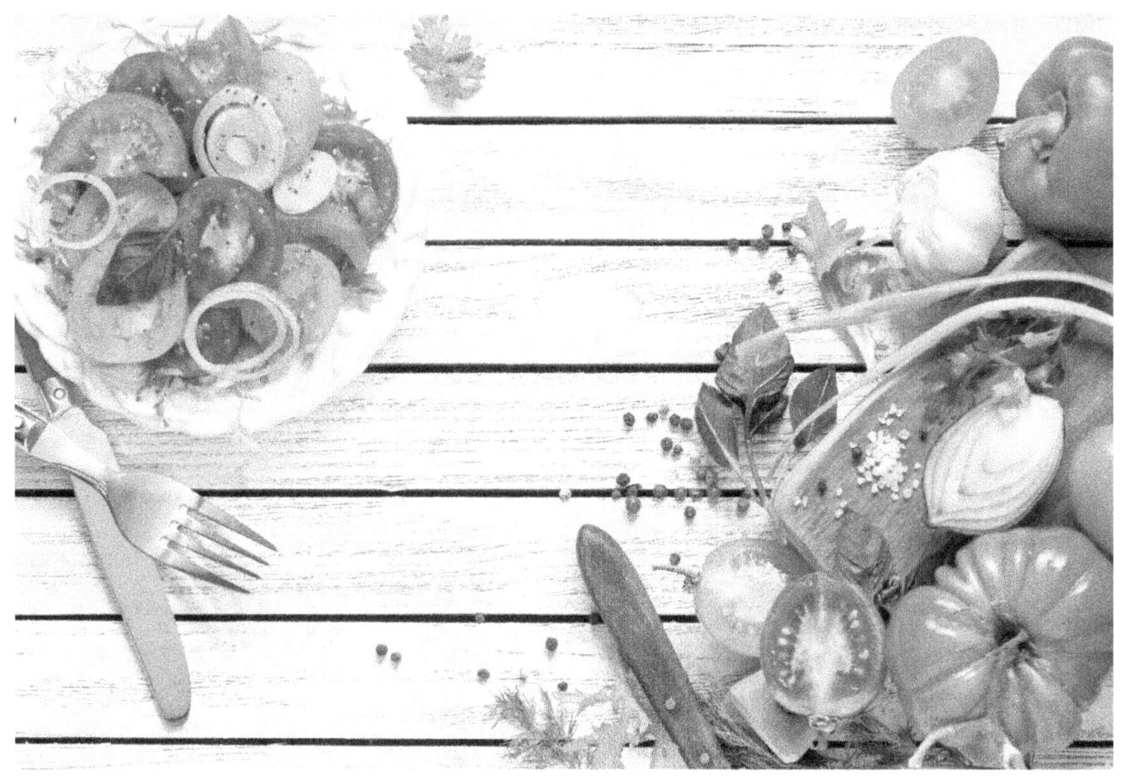

SALATE

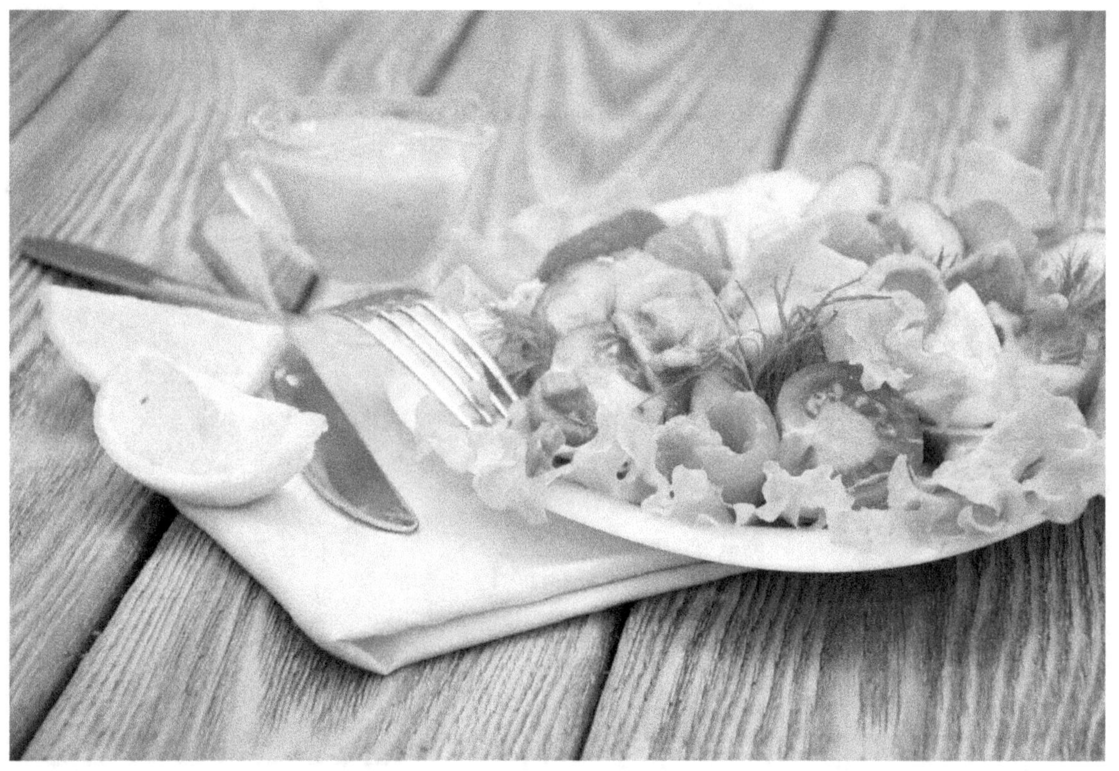

RADIESCHEN-KOHLSALAT MIT HONIG-SENF SOßE

Portionen: 2

Zutaten:

½ Kopf Kohl (gehackt)
2 EL Mayonnaise
¼ Tasse Apfelweinessig
½ Tasse Johannisbeeren
2 EL Dijon Senf
2 EL Honig
5 große Radieschen (fein geschnitten)

2 EL Frühlingszwiebel (fein gehackt)
1 Prise Salz und Pfeffer

Zubereitung:

In einer großen Schale Kohl, Radieschen, Zwiebel und Johannisbeeren vermischen. In einer Schale aus Mayonnaise, Salz, Pfeffer, Senf und Honig das Dressing rühren. Anschließend über den Salat geben und I Stunde ziehen lassen.

Kaloriengehalt pro Portion: 98 kcal

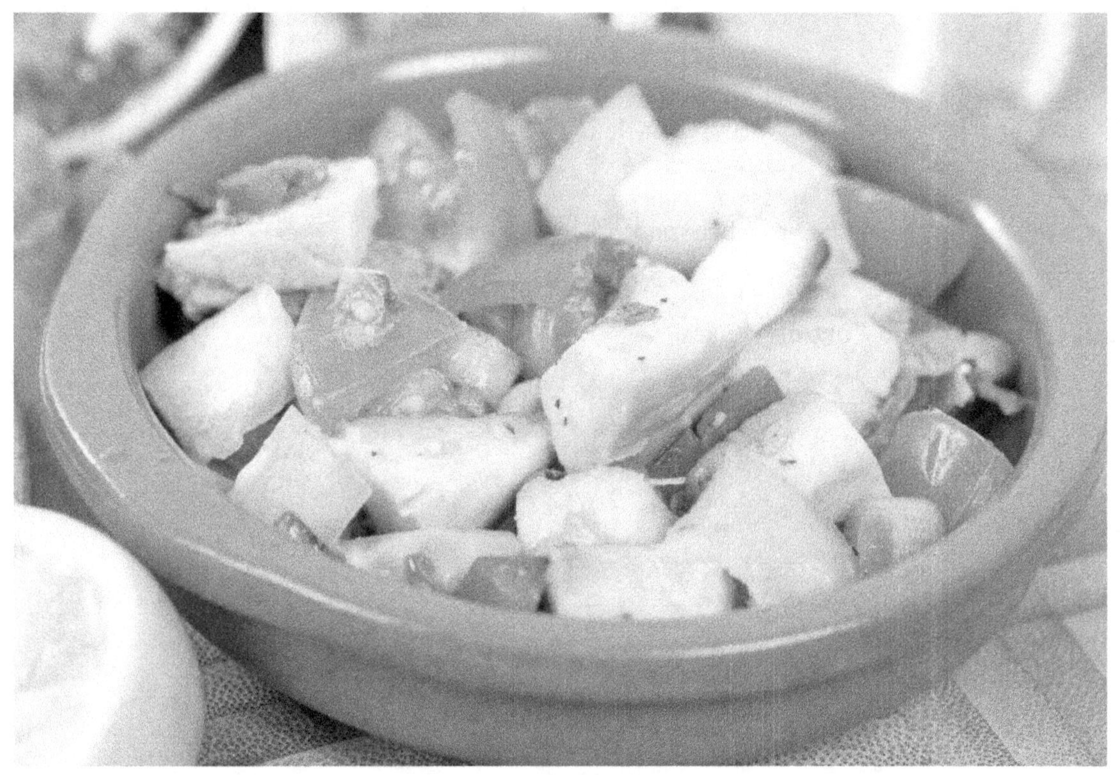

GRÜNER SALAT MIT ORANGE UND AVOCADO

Portionen: 6

Zutaten:

2 mittlere Avocados (in Scheiben)
2 mittlere Blutorangen (in Würfeln)
½ Zwiebel (gewürfelt)
¼ Tasse Olivenöl
1 Knoblauchzehe (fein gehackt)
1 TL Dijon Senf
2 EL Kirsch Essig

1 Prise Salz
1 Kopf Römersalat (gehackt)

Zubereitung:

In einer Schüssel den Knoblauch mit Essig, etwas Orangensaft, Senf und Salz vermischen. In einer Salatschüssel Avocado, Zwiebel, Salat und Orangen vermischen und anschließend das Dressing darüber geben.

Kaloriengehalt pro Portion: 237 kcal

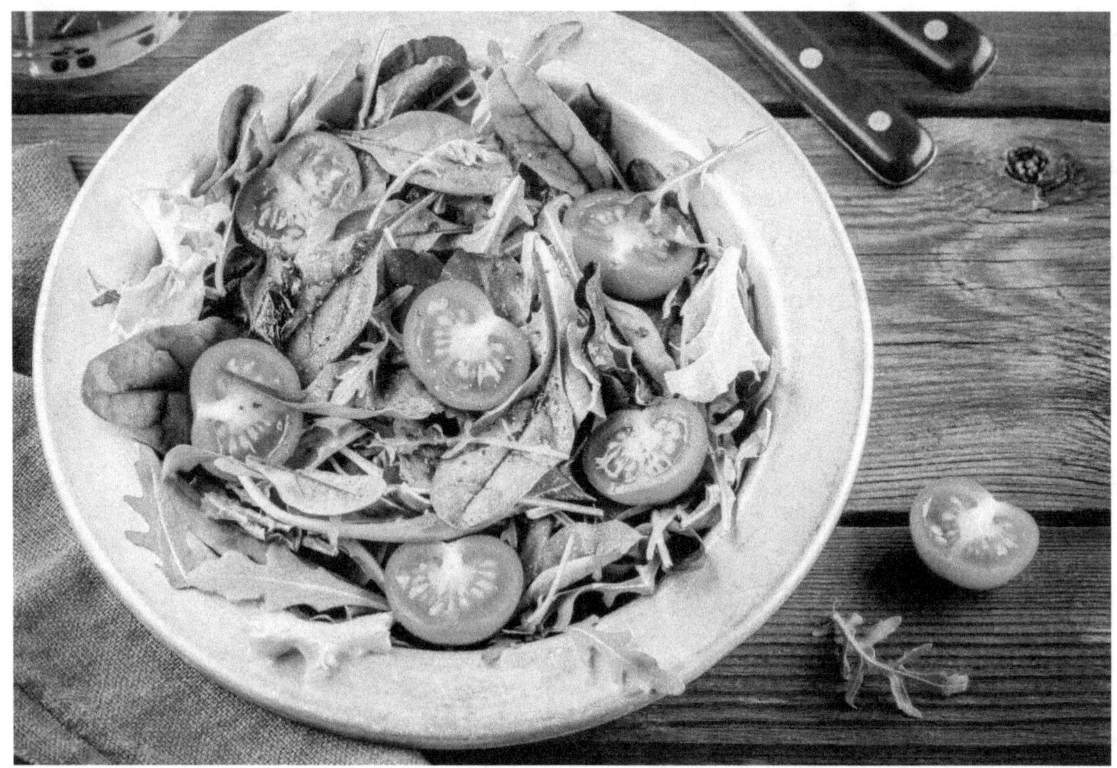

Portionen: 2

Zutaten:

1 Zucchini (in kleinen Würfeln)
½ rote Zwiebel (in Würfeln)
2 EL Balsamico Essig
2 EL Olivenöl
1 rote Paprika (gewürfelt)
1 gelbe Paprika (gewürfelt)
1 Gurke (gewürfelt)
1 Tomate (gewürfelt)
1 Prise Salz und Pfeffer

Zubereitung:

Aus Essig, Öl, Salz und Pfeffer ein Dressing herstellen. Alle Zutaten in einer Salatschüssel vermischen und das Dressing darüber geben.

Kaloriengehalt pro Portion: 244 kcal

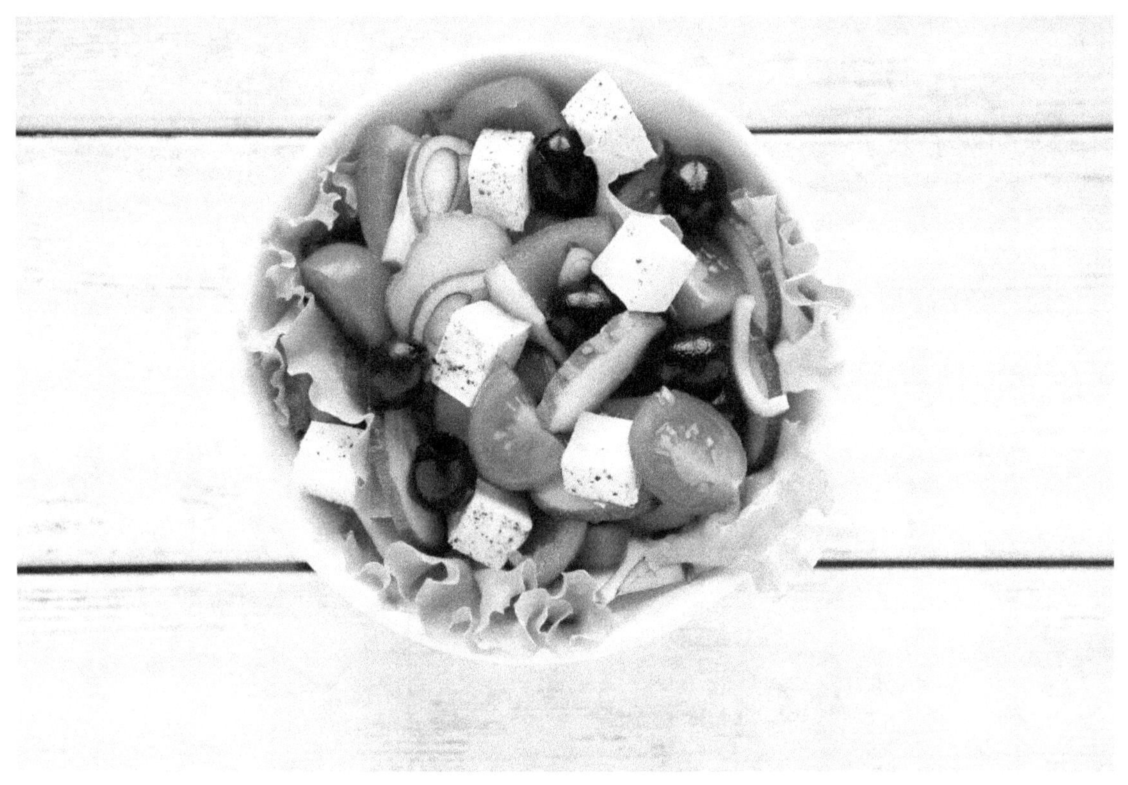

Portionen: 2

Zutaten:

2 Tomaten (gewürfelt)
1 Zweig Thymian
1 Zweig Oregano
1 Knoblauchzehe (fein gehackt)
100 g Fetakäse (gewürfelt)
1 Gurke (gewürfelt)
1 EL Apfelessig
1 EL Olivenöl
1 Kopfsalat
1 Prise Salz und Pfeffer

Zubereitung:

Alle Zutaten miteinander vermischen. Aus den Kräutern, Essig und Öl ein Dressing herstellen und über den Salat geben. Abschließend mit Salz und Pfeffer abschmecken.

Kaloriengehalt pro Portion: 319 kcal

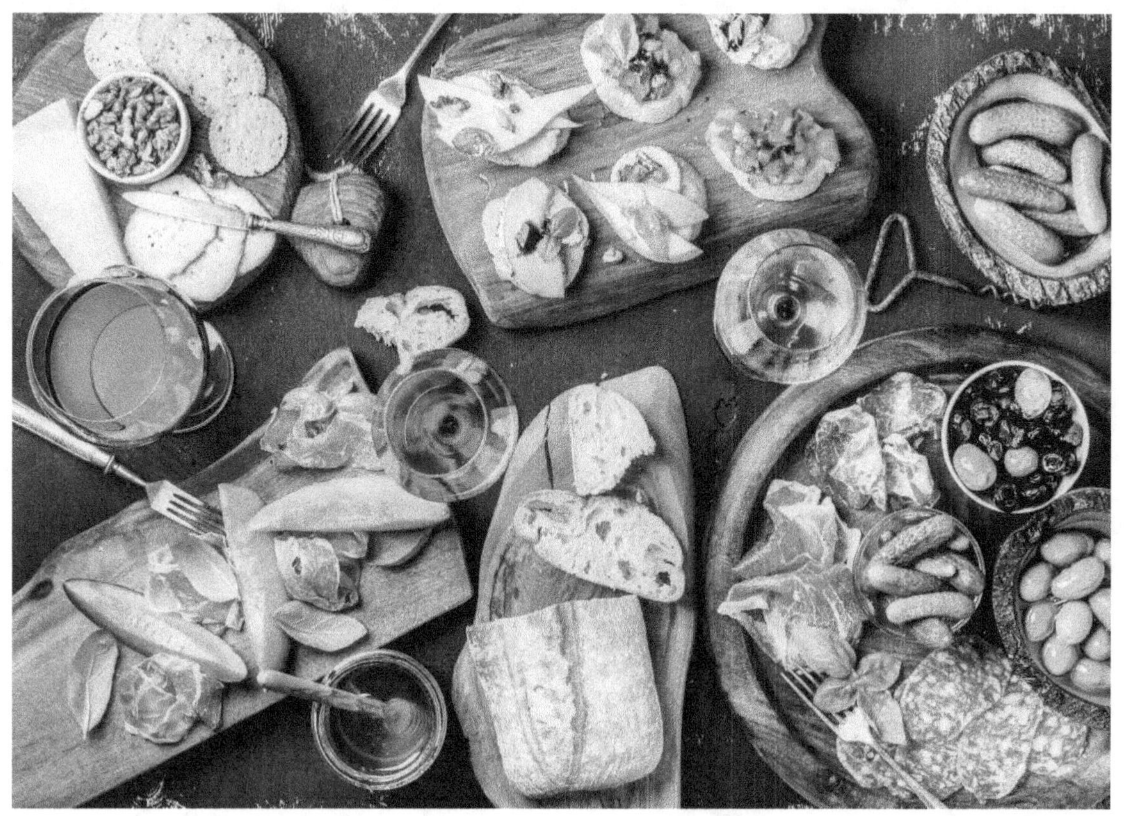

ABENDESSEN

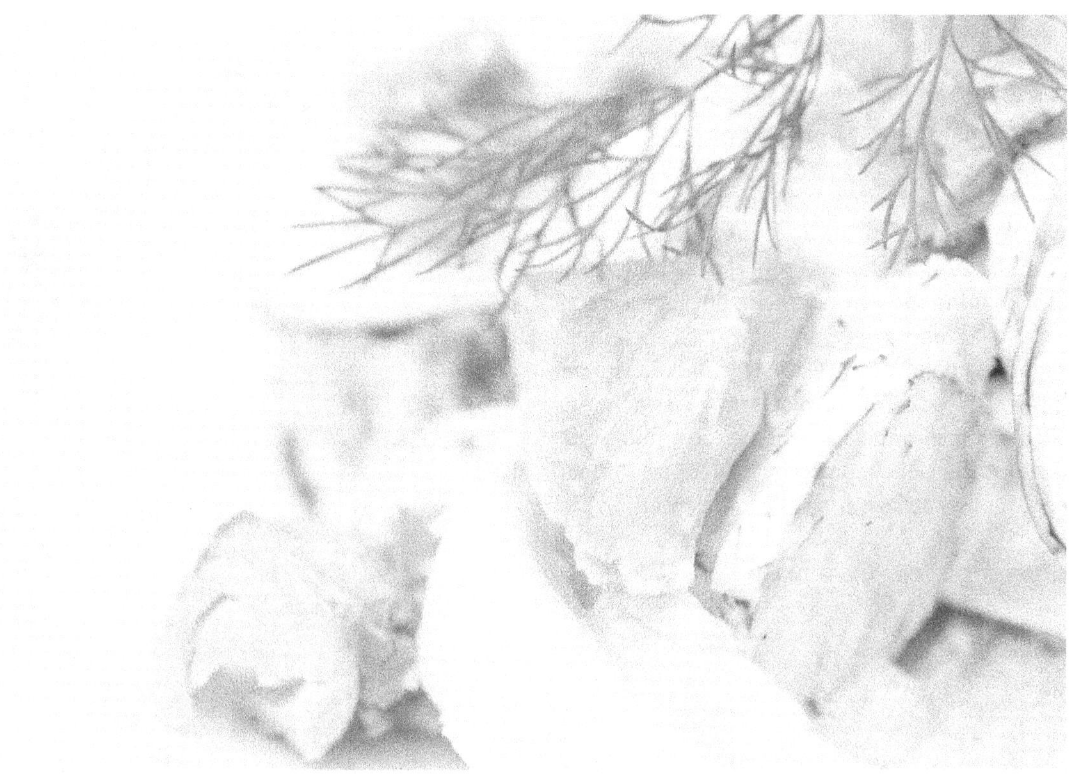

Portionen: 2

Zutaten:

150 g Lachsfilet
1 EL Olivenöl
20 g Zwiebel (fein gehackt)
1 EL Kapern
¼ Limette (Saft)
10 g Petersilie
5 Sellerieblätter
50 g Rauke

100 g Cherrytomaten
¼ Avocado (in Scheiben)
1 Chicore
2 TL brauner Zucker

Zubereitung:

Den Ofen auf 200 Grad Celsius vorheizen. Kapern, Limettensaft, Petersilie und 1 TL Olivenöl in einem Mixer zu einem Dressing mixen. In einer Salatschüssel Avocado, Zwiebel, Tomaten und Rauke vermischen und beiseite stellen. Den Fisch mit Öl besprenkeln und in einer Pfanne anbraten. Dann im Ofen backen, bis er gar ist. In einer kleinen Schale das restliche Öl mit dem braunen Zucker vermischen. Dann den Chicore darin anbraten, bis er karamellisiert ist. Zum Servieren den Fisch, den Salat und den Chicore auf einem Teller anrichten.

Kaloriengehalt pro Portion: 316 kcal

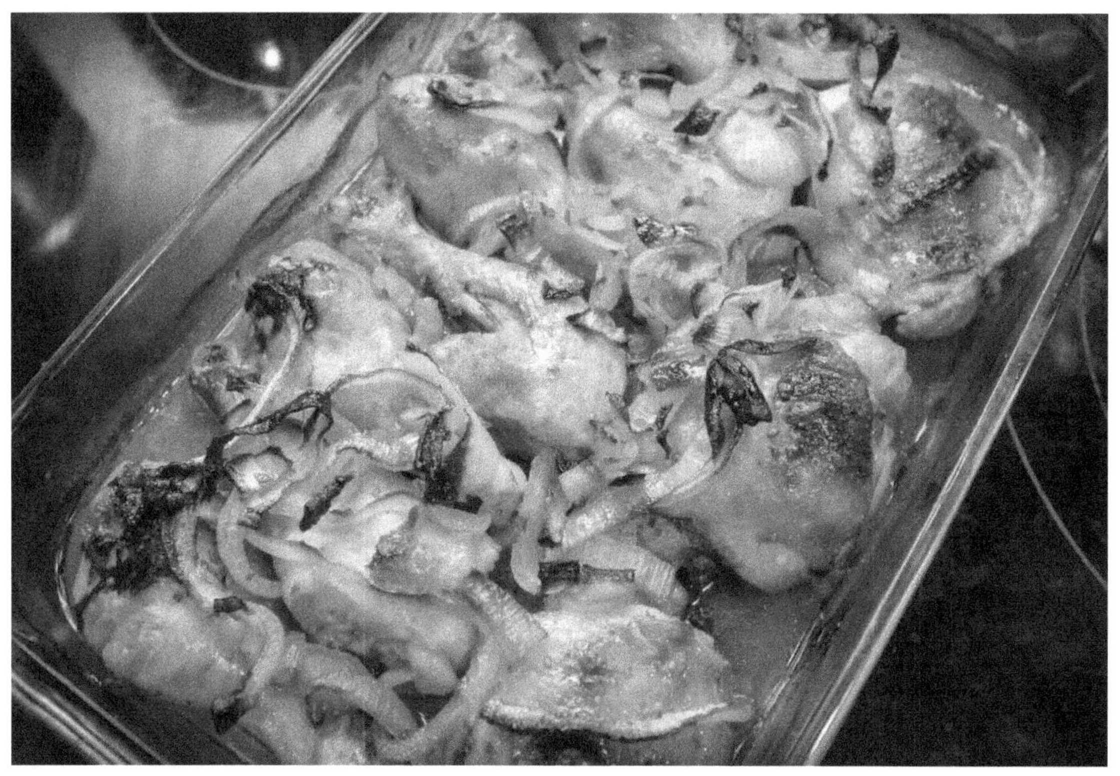

HÄHNCHEN MIT ZWIEBEL UND KALE

Portionen: 2

Zutaten:

200 g Hähnchenbrust
1 rote Zwiebel (in Scheiben)
1 EL Olivenöl
2 TL Kurkuma
1 TL Ingwer (gehackt)
½ Tasse Kale (gehackt)
¼ Zitrone (Saft)
50 g Buchweizen

1 Prise Salz
Für die Salsa:
1 Tomate (fein gehackt)
½ Tasse Petersilie (fein gehackt)
1 EL Kapern (fein gehackt)
1 kleine Chili (fein gehackt)
¼ Zitrone (Saft)

Zubereitung:

Für die Salsa die Zutaten in einer kleinen Schale vermischen und beiseitestellen. Den Ofen auf 200 Grad Celsius vorheizen. In einer großen Schale Zitronensaft, Kurkuma und Olivenöl vermischen und damit das Hähnchenfleisch marinieren für etwa 10 Minuten. Das Hähnchen dann im Ofen gar backen, aus dem Ofen nehmen und warm halten. Den Kale in einem Dampfgarer 5 Minuten lang garen. Zwiebel, Ingwer und Olivenöl in einer Pfanne dünsten, bis die Zwiebeln glasig sind. Den Kale hinzugeben und 1 weitere Minuten dünsten. Den Buchweizen kochen und anschließend mit Gemüse und Hähnchen servieren.

Kaloriengehalt pro Portion: 273 kcal

ZIMT CUPCAKES MIT VANILLE

Portionen: 6

Zutaten:

1 ½ TL Zimt
450 g Kürbispüree
1 Packung Kuchengewürz
1 TL Vanille Extrakt
1 Tasse Wasser

Zubereitung:

Den Ofen auf 170 Grad Celsius vorheizen und Muffinformen einfetten. In einer Schüssel alle Zutaten gut vermischen und anschließend die Masse in die Formen geben. 25 Minuten backen, bis die Oberfläche der Muffins goldbraun ist. Die Muffins vor dem Servieren etwas auskühlen lassen.

Kaloriengehalt pro Portion: 180 kcal

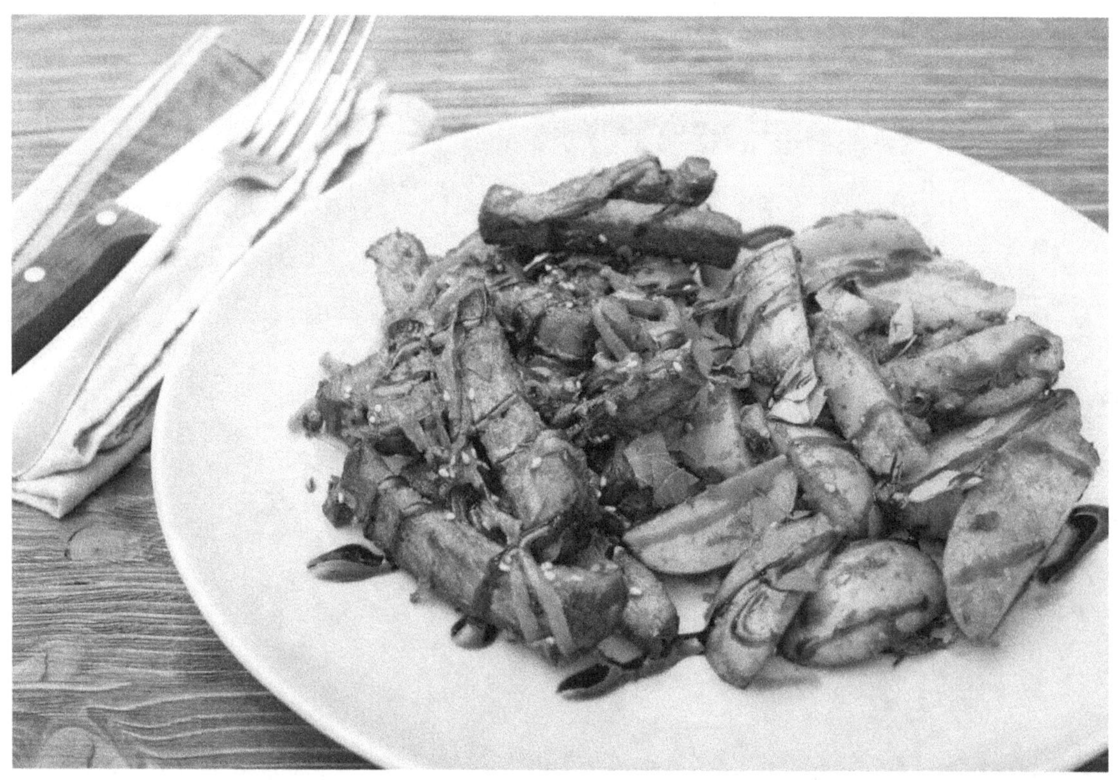

RINDFLEISCH MIT ROTWEIN UND GERÖSTETEN KARTOFFELN

Portionen: 2

Zutaten:

200 g Rindfleisch
1 EL Olivenöl
¼ Tasse Rotwein
100 g Kartoffel (geschält und grob in Scheiben)
1 Knoblauchzehe (fein gehackt)
50 g Kale (gehackt)
1 EL gehackte Petersilie

1 TL Tomatenmark
½ Tasse Rinderbrühe
1 TL Maismehl

Zubereitung:

Den Ofen auf 200 Grad Celsius vorheizen. Die Kartoffeln 5 Minuten kochen, dann abgießen und auf ein Rost legen. Mit etwas Olivenöl besprenkeln und etwa 45 Minuten rösten. Dabei alle 10 Minuten wenden. Aus dem Ofen nehmen und mit Petersilie mischen. Die Zwiebeln in etwas Olivenöl dünsten, bis sie glasig sind. Den Kale 3 Minuten dampfgaren. Das Fleisch in etwas Öl braten, bis es knusprig und gar ist. Rotwein in die Pfanne zu dem Fleisch geben, das Tomatenmark ebenso. Nach 2 Minuten die Brühe hinzugeben. Das Maismehl mit etwas kaltem Wasser verrühren und in die Pfanne geben. Köcheln lassen, bis die Soße dickflüssig ist und die gewünschte Konsistenz erreicht hat. Das Fleisch mit Kale und gerösteten Kartoffeln servieren.

Kaloriengehalt pro Portion: 389 kcal

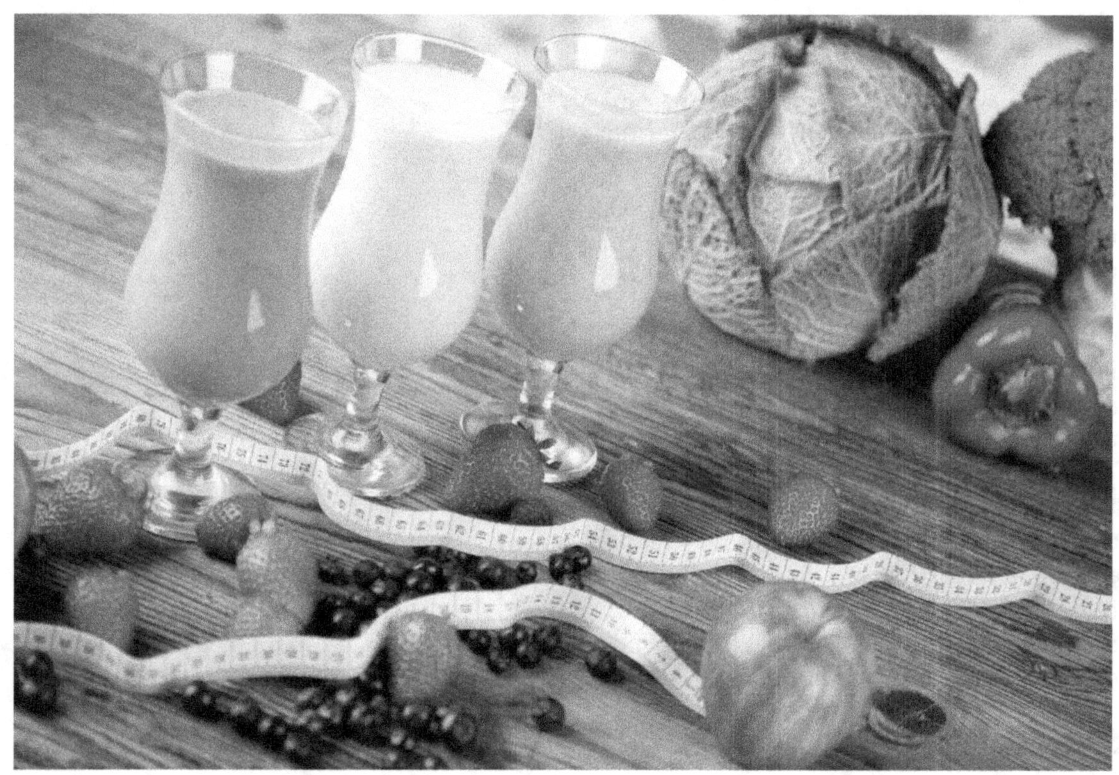

GETRÄNKE

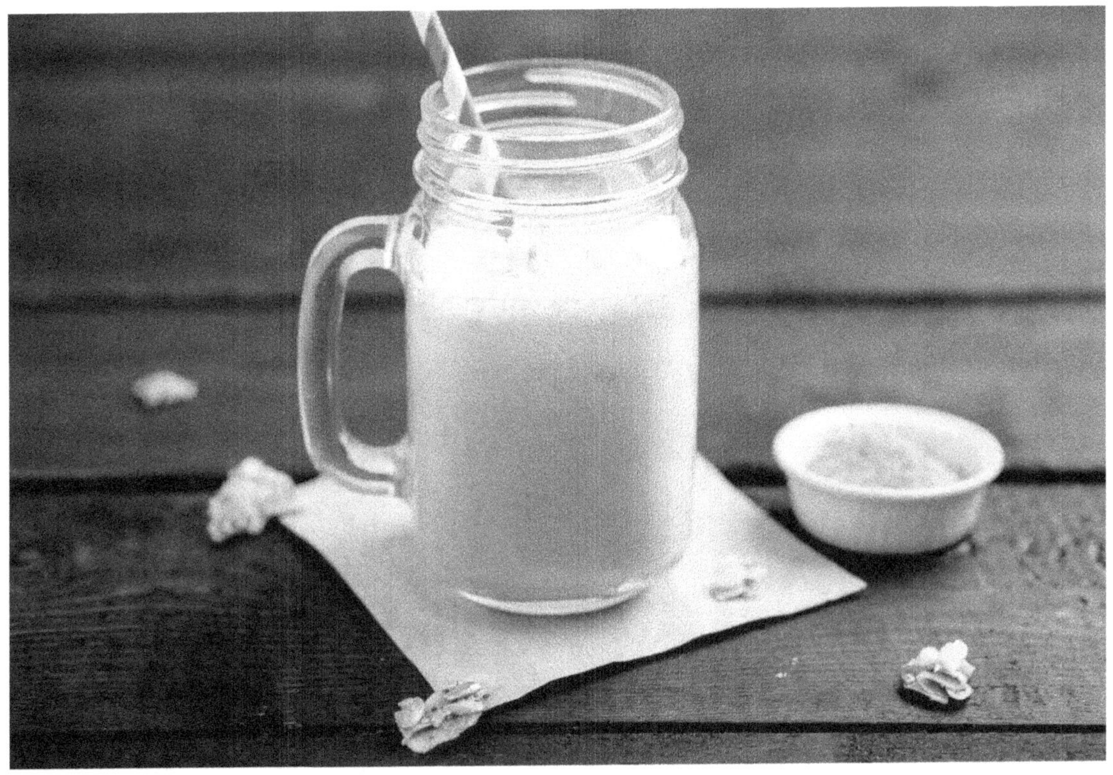

Portionen: 1

Zutaten:

½ TL Matcha Pulver
½ Zitrone (Saft)
½ grüner Apfel
3 Selleriestangen
1 Tasse Rauke
2 Tassen Kale
1 EL Petersilie

Zubereitung:

Nacheinander alle Zutaten entsaften und anschließend zu einem Saft vermischen. Bei Bedarf mit Eiswürfeln kühlen und eiskalt genießen.

Kaloriengehalt pro Portion: 219 kcal

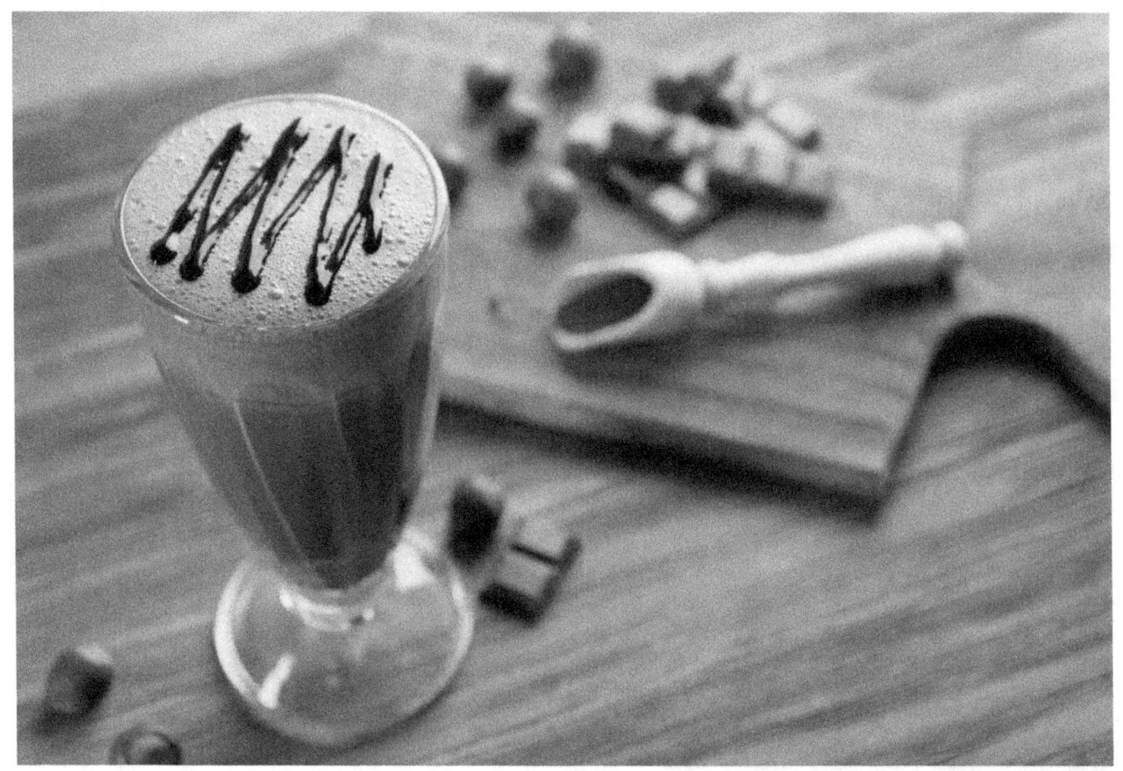

HEIßE SCHOKOLADE MIT ROTWEIN

Portionen: 4

Zutaten:

2/3 Tasse trockener Rotwein
2/3 Tasse Schokolinsen
2 EL Zucker
½ Tasse Sahne
½ Tasse Milch
½ TL Vanille Extrakt
1 Messerspitze Salz

Zubereitung:

In einer kleinen Bratpfanne bei mittlerer Hitze Rotwein, Sahne, Milch, Schokolade und Zucker vermischen und 5 Minuten erhitzen, bis die Schokolade vollkommen aufgelöst ist. Vom Herd nehmen und in Bechern servieren.

Kaloriengehalt pro Portion: 309 kcal

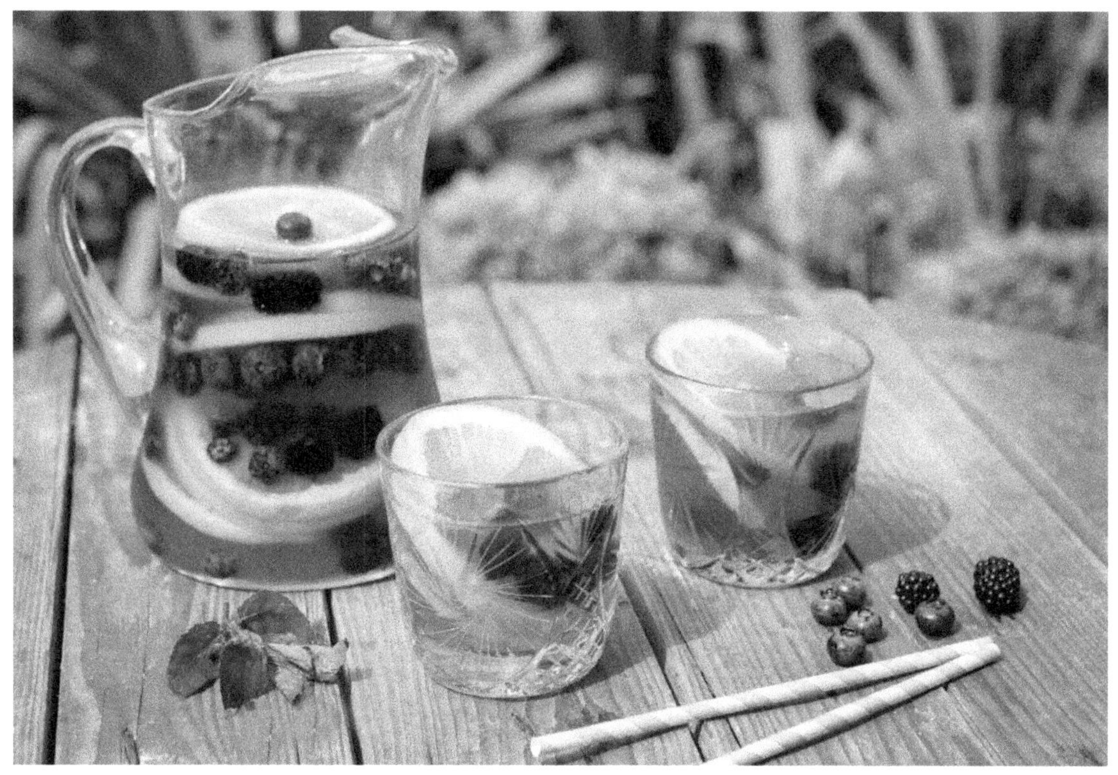

SPRITZIGER BLAUBEEREN-SAFT

Portionen: 6

Zutaten:

1 ½ Tassen gefrorene Blaubeeren
1 ½ Tassen frischer Orangensaft
2 EL Limettensaft
2 EL Zitronensaft
1 Tasse gehackte Eiswürfel
½ Tasse Honig

Zubereitung:

In einem Mixer alle Zutaten vermischen, bis der Honig aufgelöst ist. Mit einer Orangenscheibe garnieren und genießen.

Kaloriengehalt pro Portion: 185 kcal

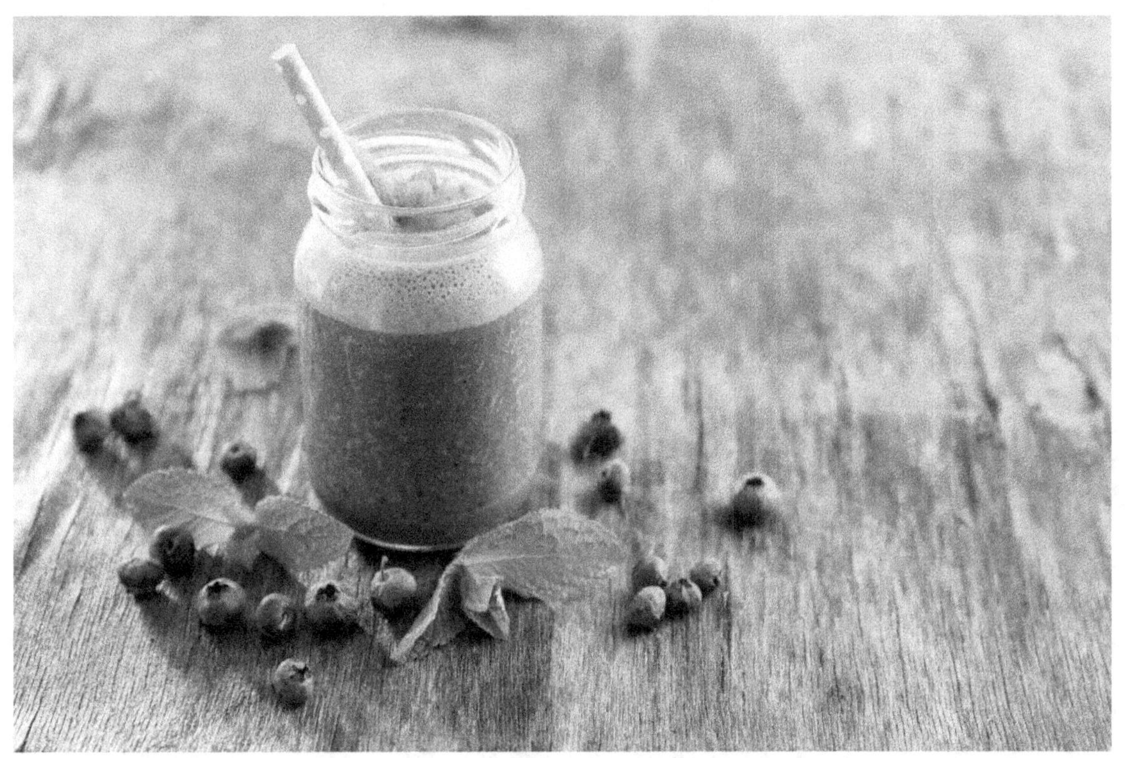

BLAUBEEREN-ROSMARIN-MOCKTAIL

Portionen: 1

Zutaten:

Für den Sirup:
4 Zweige Rosmarin
¼ Tasse Wasser
½ Tasse Zucker
Für den Cocktail:
1 EL frischer Zitronensaft
Gecrushtes Eis
1 Limettenscheibe
Frische Blaubeeren zum Garnieren

Zubereitung:

Für den Sirup Wasser, Zucker und Rosmarin in eine Pfanne geben und 10 Minuten köcheln. Anschließend eine Stunde abkühlen lassen. Für den Mocktail den Limettensaft mit dem Rosmarinsirup in einem Shaker vermischen. In ein Glas geben und die Eiswürfel hinzugeben. Mit Blaubeeren und der Limettenscheibe garnieren.

Kaloriengehalt pro Portion: 272 kcal

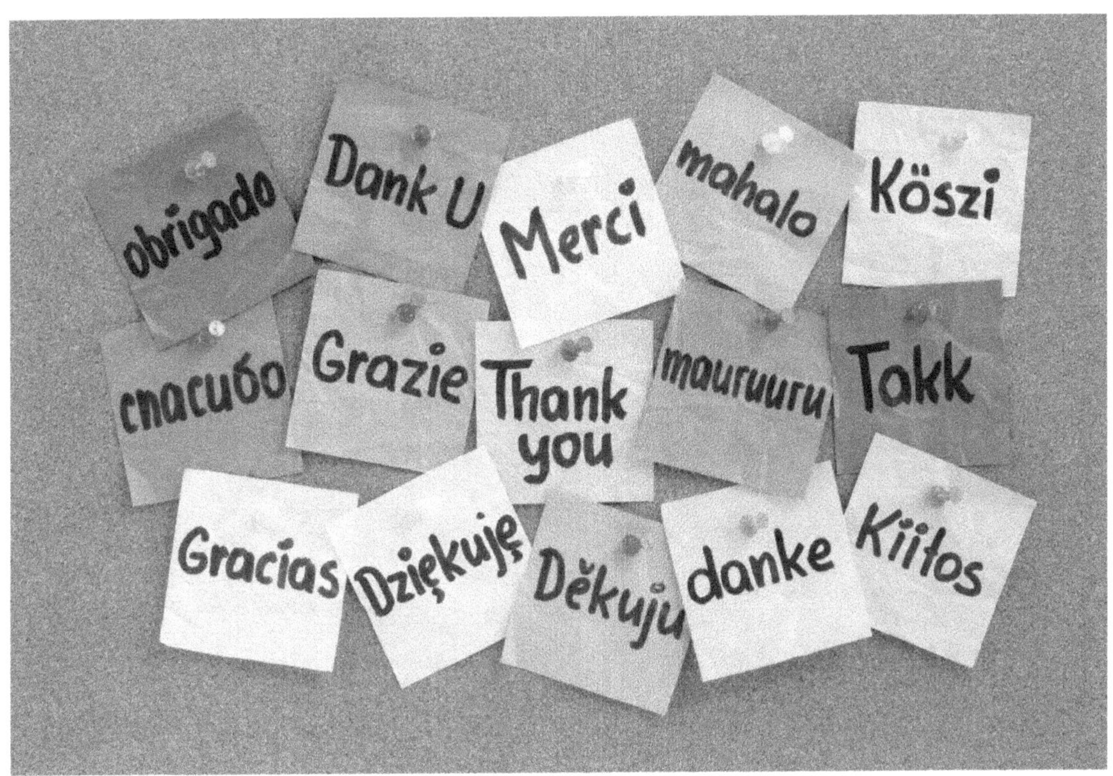

SCHLUSSWORT

Ich danke Ihnen sehr für den Kauf meines Buches! Hoffentlich haben Ihnen meine Ratschläge geholfen, um weiter an Ihrem Traumgewicht zu arbeiten und sich in Ihrem Alltag insgesamt wohler zu fühlen. Sicherlich handelt es sich hierbei um eine lange Reise, welche nicht immer leicht ist. Doch auch Höhen und Tiefen sind in diesem Prozess etwas vollkommen natürliches. Ich bin mir sicher, dass Ihnen dieses Buch eine große Hilfe bei der schnellen Gewichtsabnahme sein wird und Sie dank der breiten Rezeptauswahl auch die Möglichkeit haben werden, verschiedene Speisen auszuprobieren. Darüber hinaus bin ich sehr gespannt, ob Ihnen die von mir zusammengestellten Rezepte zusagen und wie sehr Sie durch diese Art von Diät Ihrem Traumgewicht ein Stückchen näher kommen.

Vielen Dank, dass Sie mir durch dieses Buch die Möglichkeit gegeben haben, Ihnen bei der richtigen Ernährungform behilflich zu sein. Ich bin sehr gespannt auf Ihre Kommentare und Meinungen zu dieser speziellen Diät und freue mich über Ihre Anregungen.

Ich bedanke mich bei Ihnen und wünsche
Ihnen für die Zukunft alles Gute!

Lena Berger

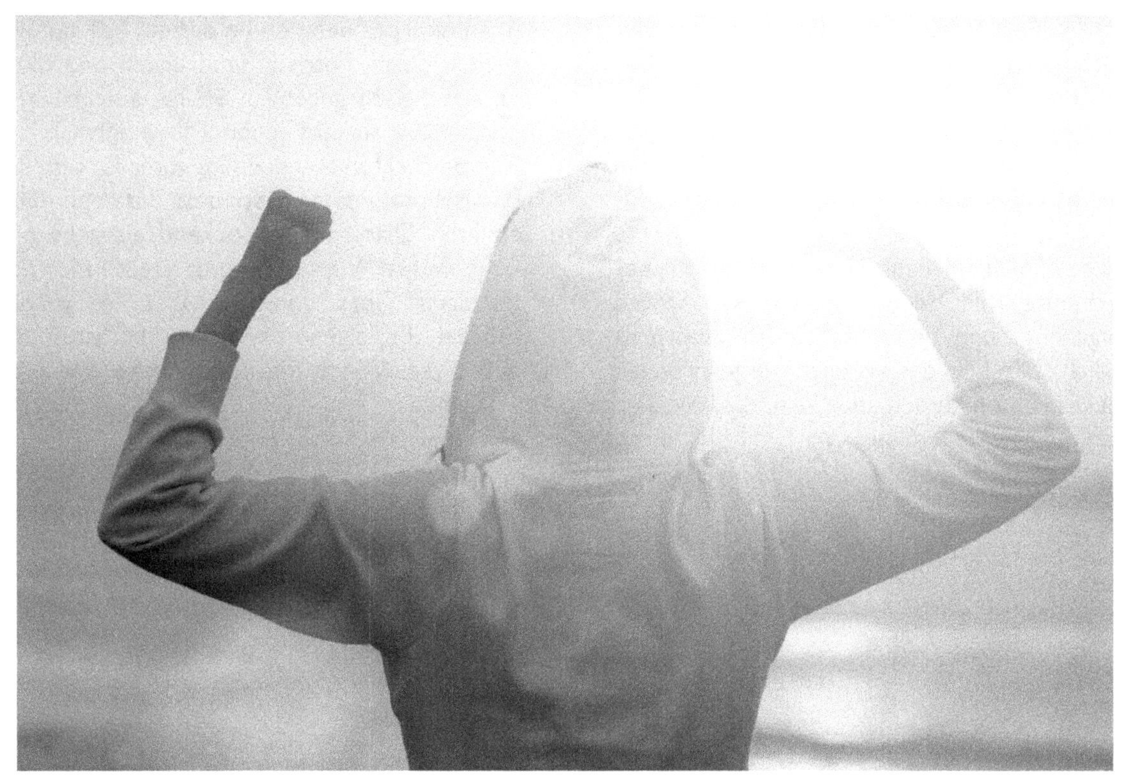

BONUS:
ZUSÄTZLICHE MOTIVATION

In diesem letzten Kapitel dieses Buches gebe ich Ihnen als kleines Dankeschön einen Bonus mit auf den Weg. Hier habe ich für Sie einige motivierende Sätze zusammengesucht, welche Ihnen dabei helfen sollen, Ihre Ziele tagtäglich zu verfolgen, nicht aufzugeben und stets in die Tat umzusetzen. Ich weiß aus eigener Erfahrung, dass die anfängliche Motivation nach einiger Zeit verfliegt und Disziplin nicht immer einfach ist. Doch mit diesen Sätzen sollten Sie es schaffen, täglich wieder Ihre Ziele vor Augen zu führen und dadurch auf dem richtigen Weg zu bleiben.

• Jeder Tag ist eine neue Chance, vergib dir die Fehler von gestern und lebe jeden Tag neu.

• Die Anstrengung von heute ist der Sieg von morgen!

- Eine Veränderung ist immer schwer, doch wenn sie auf ein besseres Leben hinsteuert, dann lohnt sie sich in jedem Fall.

- Jeden Tag, Schritt für Schritt dem Ziel ein Stück näher!

Diese Sprüche habe ich mir in meiner Wohnung an den wichtigsten Stellen aufgehängt und betrachte sie so mehrmals täglich. Mir hilft das wirklich ausgesprochen gut. Es kann natürlich auch sein, dass Sie sich bestimmte Frauen als Vorbild für Ihren Traumkörper nehmen. In diesem Fall kann es helfen, deren Fotos auszudrucken und diese an strategisch günstigen Stellen aufzuhängen, sodass Sie sie auf jeden Fall mehrmals am Tag betrachten werden. Ein guter Ort ist der Kühlschrank, da er besonders während einer strikten Diät sehr verlockend aussieht und eine wahre Versuchung darstellt. Mit den richtigen Tipps und Tricks ist es jedoch möglich, die eigene Psyche zu überlisten und auf diese Weise die gesteckten Ziele zu erreichen.

Low Carb für den Küchenmixer

Schlank und gesund mit leckeren Rezepten ohne Kohlenhydrate

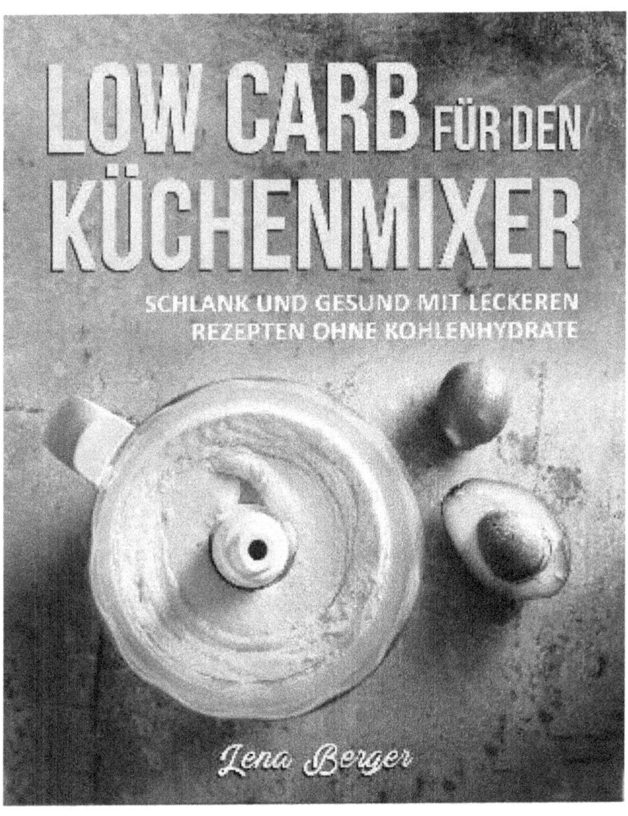

Eine gesunde Ernährungsumstellung ist immer ein wichtiger Schritt im Leben jeder Person. Wenn Sie ein lang anhaltendes, positives Ergebnis erzielen möchten, dann sollten Sie diesen Schritt ausführlich planen und sich sowohl psychisch, als auch physisch auf die bevorstehenden Veränderungen vorbereiten. Dieses Buch soll Ihnen dabei hilfreich zur Seite stehen, Ihnen wertvolle Tipps geben, Motivation spenden und mit vielfältigen, leckeren Rezepten dazu anregen, die neue Ernährung zu einem festen

Bestandteil ihres alltäglichen Lebens werden zu lassen. Alle Rezepte aus diesem Buch wurden sorgfältig von der Autorin ausgewählt und mit dem Küchenmixer zubereitet.

Buddha Schalen

Mit Zubereitungstipps und 50 neuen Rezepten

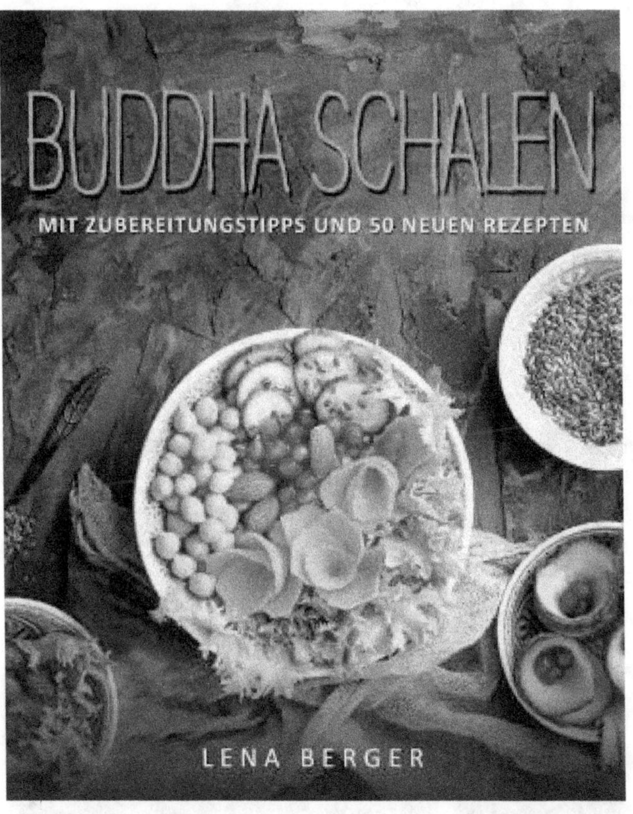

Die eigentliche Erklärung für die Namensgebung der Gerichte findet sich in Asien und bezeichnet eine besondere Form des Essens aus dem Zen-Buddhismus. Bei diesem Ritual geht es darum, gerade genug Essen zu sich zu nehmen. Nach dem asiatischen Brauch befinden sich in einem Essensset verschieden große Schüsseln, von welchen die größte Schale die „Buddha Schale" genannt wird. In diesem Buch finden Sie nicht nur hilfreiche Tipps zur Zubereitung der gesunden Buddha Bowls, es stehen Ihnen auch 50 leckere Rezepte zur Verfügung. Diese wurden sorgfältig von der Autorin ausgewählt und beinhalten unter anderem Bowls zum Frühstück, Früchte Bowls, Suppen, vegetarische Varianten sowie dazu passende Soßen. Alle Rezepte sind sehr leicht verständlich und können schnell zubereitet werden.

KitchenAid

Die leckersten Rezepte für Ihren Küchenhelfer

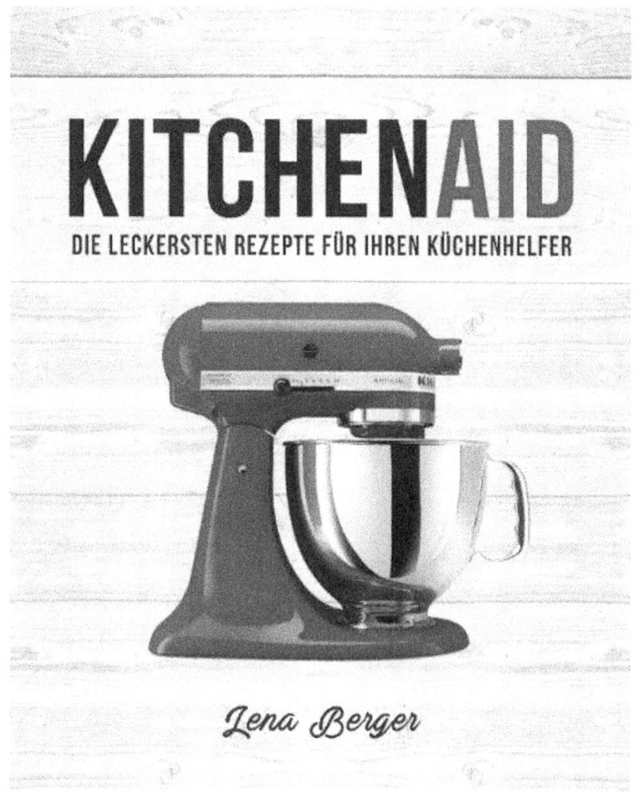

Die legendäre Küchenmaschine ist bis heute ein Verkaufsschlager und eines der beliebtesten Produkte aus den USA. Das Multitalent rührt deutlich schneller und gründlicher als fast alle anderen elektrischen Küchengeräte und ist vor allem beim Backen eine große Hilfe, da Zutaten mühelos verrührt, geknetet und Eiweiß oder Sahne zur perfekten Konsistenz geschlagen wird. In diesem Buch finden Sie nicht nur hilfreiche Tipps im Umgang mit der Küchenmaschine, es stehen Ihnen auch insgesamt über 50 Rezepte zur Verfügung. Diese wurden sorgfältig ausgewählt und beinhalten

unter anderem leckere Vorspeisen, Suppen, Hauptgerichte, Snacks, Eissorten und
noch viele andere Nachspeisen, die Sie mit dem Küchengerät schnell und einfach
zubereiten können.